Marquardt

Reflexzonenarbeit am Fuß

Reflexzonenarbeit am Fuß

Von Hanne Marquardt

Mit einem Vorwort
von Medizinalrat Dr. Erich Rauch

Mit 1 Tafel und 19 Abbildungen,
davon 16 farbig

20. Auflage

Karl F. Haug Verlag · Heidelberg

Die Deutsche Bibliothek – CIP-Einheitsaufnahme

Marquardt, Hanne:

Reflexzonenarbeit am Fuß / von Hanne Marquardt. Mit einem Vorw. von Erich Rauch. – 20. Aufl. – Heidelberg : Haug, 1993
(Reihe: Bewegung, Entspannung, Massage)
ISBN 3-7760-1347-8

© 1975 Karl F. Haug Verlag, Heidelberg

Alle Rechte, insbesondere die der Übersetzung in fremde Sprachen, vorbehalten. Kein Teil dieses Buches darf ohne schriftliche Genehmigung des Verlages in irgendeiner Form – durch Photokopie, Mikrofilm oder irgendein anderes Verfahren – reproduziert oder in eine von Maschinen, insbesondere von Datenverarbeitungsmaschinen, verwendbare Sprache übertragen oder übersetzt werden.

All rights reserved (including those of translation into foreign languages). No part of this book may be reproduced in any form – by photoprint, microfilm, or any other means – nor transmitted or translated into a machine language without written permission from the publishers.

2. Auflage 1976–19. Auflage 1992
20. Auflage 1993

Titel-Nr. 2347 · ISBN 3-7760-1347-8

Umschlaggestaltung: excom Marketingservices, 6800 Mannheim 1

Gesamtherstellung: Progressdruck GmbH, 6720 Speyer am Rhein

Inhalt

1. Teil

Geleitwort 9
Einführung 13
Geschichte der Reflexzonentherapie 17
Das Rasterbild der Zonen 20
Der Begriff der Reflexzonen 26
Überblick über die Reflexzonen am Fuß 27
Die Lagerung des Patienten 29
Der Griff als Arbeitsgrundlage 30
Ablauf der Massage 34
Die Reaktionen 64
Generelle Ursachen für Fußbeschwerden 69
Spezielle Beobachtungen am Fuß 69
Die subjektive Wirkung der Reflexzonenmassage 73
Deutung der abnormen Reflexzonen am Fuß 75
Anzahl der Reflexzonenmassagen am Fuß 77
Kombinationsmöglichkeiten 81
Gleitmittel und „Fußhilfen" 83
Kontraindikationen 84
Die Eigenbehandlung 85
Das „richtige Alter" für die Reflexzonentherapie 87
Fuß und Hand 88
Reflexzonen des Nervensystems 90
Kausalreflexzonen 91

2. Teil

Krankengeschichten 111

3. Teil

Alphabetisch geordnete Indikationsgebiete 141
Literatur 153
Stichwortverzeichnis 155

1. Teil

1. Teil

Geleitwort

Im Jahre 1965 hörte ich erstmals von der Reflexzonenmassage am Fuß. Das originelle Buch von INGHAM, „Geschichten, die die Füße erzählen können", regte zur Überprüfung an. Aus diesem Grunde begannen meine Mitarbeiter und ich die Füße der meisten unserer Patienten im Sinne dieses Buches zu untersuchen und — wo es zweckmäßig erschien, auch zu behandeln. Nach mehreren Hunderten von Fällen gab es für uns keinen Zweifel mehr, daß die Berichte von Frau INGHAM und die Entdeckungen ihres Lehrers Dr. med. W. FITZGERALD keine Illusionen, sondern nüchterne, sachlicher Kritik standhaltende und medizinisch durchaus bedeutsame Realitäten darstellen.

Zahlreiche Regionen des Fußes stehen in einer besonderen Art von reflektorischer Beziehung zu bestimmten Körperteilen und Organen. Dies läßt sich in hilfsdiagnostischer wie in therapeutischer Hinsicht feststellen und überprüfen. Der in der Heilkunde so wenig beachtete Fuß, oft in engem, schlecht durchlüftetem Schuhwerk eingepreßt, ein Stiefkind der Körperpflege, offenbarte sich dank des Schlüssels von FITZGERALD und INGHAM als beziehungsreicher, empfindsam reagierender und staunenswert wirkungsvoller Ausgangspunkt therapeutischen Eingreifens.

Verständlicherweise hat die Massage ihrer Füße anfangs bei vielen Patienten Verwunderung oder Skepsis hervorgerufen. Dies vor allem, wenn Störungen, die mit den Füßen in keinem Zusammenhang zu stehen scheinen, vom Fuß behandelt worden sind.

Während heute durch die Renaissance der Akupunktur bereits zunehmend verblüffende Zusammenhänge zwischen bestimmten Punkten und weit davon entfernten Organen bekannt und auch dem Laien geläufig geworden sind, erschien damals eine gezielte Fernwirkung vom Fuß auf bestimmte Organe zumindest fragwürdig. Jedoch das „schmerzhaft-wohltuende" Empfinden während der Reflexzonenmassage am Fuß, das den ganzen Körper spürbar mit einbezieht, sowie ihre therapeutische Wirksamkeit haben viele Zweifler meist schon in Kürze eines Besseren belehrt.

Zu dieser Zeit erfuhren wir erstmals von Ausbildungskursen in Reflexzonenmassage am Fuß. Sie wurden schon damals von Frau

Hanne MARQUARDT geleitet, von der Verfasserin dieses Buches, die selbst bei Frau INGHAM die Methode praktiziert und sich darauf spezialisiert hatte. Das Kursergebnis war sehr fruchtbar. Es bewies wieder, wie wenig manuelle Methoden nach einem Buch allein erlernt werden können, und brachte wertvolle Bereicherungen in Technik und allgemeiner Praxis zutage. Als Auswirkung zeigten sich bald darauf entsprechende Verbesserungen in den therapeutischen Resultaten. So war es kein Wunder, daß die Reflexzonentherapie am Fuß einen ganz wesentlichen Stellenwert im Rahmen der von uns praktizierten Ganzheitsbehandlung, der Darmreinigungs- und Regenerationskur nach Dr. F. X. MAYR erhielt. Im besonderen hat sich uns die Fußbehandlung bei einer Serie bestimmter Leiden so bewährt, daß sie uns seither unentbehrlich geworden ist. Dazu gehören Erkrankungen am Bewegungsapparat, Wirbelsäulen- und Bandscheibenschäden, Funktionsveränderungen im Atmungs- und Urogenitaltrakt, kindliche Entwicklungsstörungen und weitere, oft sehr selten auftretende Prozesse, vorausgesetzt, daß diese ihre reflektorischen Signaturen sicht- und tastbar in den zugehörigen Fußzonen eingraviert haben.

Nach allen bisherigen Erfahrungen besteht kein Zweifel, daß eine so wirkungsvolle Methode nie ohne gründliche Kenntnis, nie ohne ausreichende theoretische und praktische Ausbildung ausgeübt werden sollte. Mehrere Lehrgänge, wie sie mit Recht Frau MARQUARDT empfiehlt, sind unumgänglich notwendig. Ebenso sollte der Behandler die Wirkung der Methode im Rahmen einer Massageserie am eigenen Leib erlebt haben.

Je wirksamer ein Verfahren ist, desto leichter sind Schäden zu setzen durch fehlerhafte Anwendung. Ein schlecht arbeitender Reflexzonentherapeut bringt nicht nur seinen Patienten wenig Erfolg, er schadet auch seinem Ruf und dem der Methode. Vor „Ausbildungskursen" von seiten noch wenig erfahrener „Spezialisten", wie sie sich an verschiedenen Orten immer mehr empfehlen, kann nur gewarnt werden. Wer wirklich lernen will, muß die falschen Lehrer und Propheten meiden. Auch die Verwendung der in letzter Zeit propagierten mechanischen Hilfsmittel „zur Schonung der Hand des Therapeuten" ist vom ärztlichen Standpunkt aus grundsätzlich nicht zu verantworten. Sie lassen weder richtiges Ertasten noch richtiges Dosieren zu.

Die gute Zusammenarbeit mit einem Arzt, am besten mit einem, der die Methode näher kennt, ist erforderlich. Dies liegt im Interesse des Patienten, des Therapeuten und nicht zuletzt auch der Methode.

Schließlich gibt es in der gesamten Heilkunde keine Therapie, die nicht ihre Grenzen besitzt. Auch die Reflexzonentherapie am Fuß darf nicht unkritisch, überall, unbegrenzt und von jedem eingesetzt werden. Eine Methode beherrschen, heißt auch, ihre Grenzen erkennen. Medizinisch nicht angezeigte Behandlungen oder Erwecken unangebrachter Hoffnungen sind immer fehl am Platze und somit unverantwortlich und schädlich.

Besonders wichtig erscheint uns die Beurteilung abnormer Zonen des Fußes. Gleichgültig, ob sie *sichtbar, tastbar* oder durch *schmerzhafte Reaktionen* des Patienten erkannt werden; immer ist an 4 Ursachenmöglichkeiten zu denken:

1. Augenblickliche funktionelle Überbeanspruchung des zugehörigen Organs, wie z. B. der Herzzone, unmittelbar nach stärkerer Herzbelastung; der Leberzone nach fetter Mahlzeit, der Augenzone nach langer Autofahrt, Fernsehen etc.

2. Organbelastung geringfügigen Grades. Diese ist mit der üblichen klinischen Diagnostik noch nicht nachweisbar. Man spricht daher auch von Vorfeldschäden. Sie sind mit der Diagnostik nach F. X. MAYR, mit Elektroakupunktur-Diagnostik, Impulsdermographie und bestimmten anderen außerklinischen diagnostischen Verfahren aufzudecken.

3. Funktionelle Erkrankung des zugehörigen Organs.

4. Organische Erkrankung des zugehörigen Organs.

Der Nachweis abnormer Zonen darf daher nicht kurzerhand zur Deutung von Krankheitszeichen und zur Erstellung „interessanter Diagnosen" mißbraucht werden. Die Diagnosestellung ist die Domäne des Arztes. Er allerdings wird auch die Fußzonendiagnostik im Rahmen einer medizinischen Gesamtuntersuchung als wertvolles Hilfsdiagnostikum und Differentialdiagnostikum zu schätzen wissen, wenn er bereits die Methode kennt.

Die Verführung zur Überbewertung abnormer Fußzonen von seiten des Therapeuten ist oft groß, gar wenn ihn Patienten fragen, was diese oder jene schmerzhafte Zone bedeuten könne. Der gute Behandler wird nur dort, wo es im Interesse des Patienten erforderlich ist, die Organzugehörigkeit abnormer Reflexzonen mitteilen und diese wahrheitsgemäß nur als *„Hinweis einer Zonenbelastung"*, nicht aber einer manifesten Organerkrankung deklarieren. So wird er nie auf seine z. T. hypochondrisch veranlagten Patienten beunruhigend oder gar neurotisierend einwirken.

Das Primum nil nocere! — vor allem nicht schaden! — bleibt die oberste Maxime allen heilerischen Handelns. Im besonderen Maße ist dies gerade auch dem Reflexzonentherapeuten auf den Anfang seiner speziellen Arbeit mitzugeben.

Mit dem Erscheinen des vorliegenden Buches hat die meines Wissens im deutschen Sprachraum derzeitig einzige, mit entsprechend gründlicher Fachausbildung, Erfahrung und Kenntnis ausgerüstete Verfasserin, Frau H. MARQUARDT, eine schon lange entbehrte Grundlage geschaffen, wie sie der an Reflexzonenarbeit am Fuß interessierte Therapeut unbedingt benötigt. Es ist ihrem jahrelangen Bemühen um sachlich gut fundiertes Wissen zu verdanken, daß die Reflexzonenmassage am Fuß heute einen anerkannten Platz neben anderen manuellen Therapieformen einnimmt, denn sie drohte sich in den letzten Jahrzehnten zu einer Do-it-yourself-Methode zu entwickeln. Wenn sich der Behandler ernsthaft und konsequent mit der Methode auseinandersetzt, dann wird er sich und seinen Patienten viel Freude und oft auch unerwartet großen Erfolg verschaffen.

Ich wünsche diesem Buch eine große Verbreitung und der Verfasserin wie ihren möglichst zahlreichen Lesern und Schülern ein gutes Gelingen!

A-9082 Maria Wörth/Kärnten   Medizinalrat Dr. Erich RAUCH
10. August 1975

Einführung

Im Sommer 1958 entdeckte ich in einem Sanatorium in Süddeutschland bei meiner Arbeit als Masseurin das Buch „Geschichten, die die Füße erzählen können", das Eunice (sprich Juniss) D. INGHAM 1938 geschrieben hat.

Mehr aus Spaß an einer ungewöhnlichen Sache, als aus therapeutischem Wissensdurst, begann ich dieser eigenartigen Methode nachzugehen.

Ich nahm alle nur erreichbaren Füße in die Hand, drückte, beobachtete, massierte, verglich, bis ich selbst überzeugt war, daß der Fuß eine zentrale Schaltstelle darstellt, von der aus — ich wußte nicht wie und warum — sich Fernwirkungen im ganzen menschlichen Körper auslösen ließen.

Was damals dilettantische Freizeitbeschäftigung schien, wurde rasch ernsthafte Arbeit. Die therapeutischen Ergebnisse meiner Massagen am Fuß, so unbeholfen sie zu der Zeit noch waren, ermutigten mich und überraschten meine Patienten.

Nach 9jähriger intensiver Beschäftigung mit den Reflexzonen der Füße ergab es sich schließlich 1967, mit E. INGHAM, der damals fast 80jährigen, sehr vitalen und lebensklugen Masseurin, in den USA zusammenzuarbeiten (sie ist leider im Dezember 1974 verstorben).

Es kam mir dort sehr zustatten, daß ich aufgrund meiner Ausbildung als Krankenschwester in England die notwendigen sprachlichen Voraussetzungen mitbrachte.

Aus dieser praktisch und theoretisch sehr wertvollen Begegnung erwuchs die Überlegung, die Methode auch anderen interessierten Fachkräften zugängig zu machen. Ein versuchsweiser erster Lehrkurs in Reflexzonenmassage am Fuß stellte ein Wagnis aus mancherlei Gründen dar:

● Eine Methode aus dem Land der „unbegrenzten Möglichkeiten" war in europäische Verhältnisse zu transponieren;

● eine Behandlungsart, aufgegriffen am Anfang des 20. Jahrhunderts, war den Ansprüchen des heutigen, vielschichtiger erkrankten Menschen anzugleichen;

13

● das überlieferte Grundwissen — mit den Mitteln der Wissenschaft noch nicht erklärbar — war so zu modifizieren und zu erweitern, daß es den manuell geschulten und erfahrenen Therapeuten ansprach.

Das Wagnis glückte. Auf den ersten Versuch folgten im Laufe der Zeit zahlreiche Therapiekurse. Es kamen Einladungen aus Fachkreisen, die zu Kursen und Vorträgen in Österreich, Belgien, der Schweiz, England, Israel und Südafrika führten.

Inzwischen arbeiten Kursteilnehmer aus der Lehrstätte in 26 Ländern Europas und der Übersee mit den Reflexzonen der Füße. In Dänemark entstand 1972 eine Zweigschule für die skandinavischen Länder, die Gründung einer englischsprachigen Zweigschule in Johannesburg/Südafrika fand 1975 statt. Einige große Kliniken prüfen derzeit in Versuchsreihen die Ergebnisse der Reflexzonentherapie am Fuß.

W. FRONEBERG, der sich beruflich speziell mit der manuellen Therapie des zerebrospinalen Nervensystems befaßt, wies, durch Kurse angeregt, empirisch die Fußreflexzonen des zerebrospinalen (motorischen und sensiblen) und vegetativen Nervensystems nach und schult in enger Zusammenarbeit mit der Lehrstätte die ausgebildeten Therapeuten in diesem differenzierten Wissen.

Aus der überaus fruchtbaren Zusammenarbeit mit meinen Therapeuten und Patienten erwuchs im Laufe der Jahre das Bedürfnis nach einer zeitgemäßen schriftlichen Zusammenfassung des überlieferten Wissens und der neugewonnenen Einblicke.

Ich wünsche der Reflexzonentherapie am Fuß in kommender Zeit die gleiche Lebendigkeit in ihrer inneren und äußeren Weiterentwicklung wie bisher und gebe die gemeinsamen Erfahrungen voll Zuversicht und Dankbarkeit zu „treuen Händen" weiter.

D-7744 Königsfeld-Burgberg   Hanne MARQUARDT
11. September 1975

Zur 2. Auflage

Erfreulich bald kann die verbesserte 2. Auflage des Buches erfolgen, die vor allem um die Informationen über die Reflexzonen des motorischen Nervensystems, wie es Walter FRONEBERG in vorbildlicher Weise erarbeitet hat, erweitert wurde (Seite 90).

Zur 10. Auflage

Nach 3 Jahren steht bereits die zehnte, grundlegend überarbeitete Auflage des Buches ins Haus. Der Leser wird außer einigen neuen Kapiteln und Verbesserungen des Textes vor allem die übersichtlichere Darstellung der Bildtafeln begrüßen, die vom Karl F. Haug Verlag freundlicherweise farbig gestaltet wurden.

Zur 15. Auflage

In dieser Auflage wurden die sich stetig weiterentwickelnden Zusammenhänge und praktischen Erfahrungen mit den Reflexzonen der Füße erneut in Text und Bild abgerundet.

Zugleich möchte ich den zunehmend aufgeschlossenen Verordnern, Therapeuten und Patienten meinen besonderen Dank aussprechen, denn sie sind es, die durch ihre Unvoreingenommenheit und Offenheit wesentlich zur Verbreitung dieser Schrift beitragen und so der Methode weiterhin den Weg in die Praxen der physikalischen Therapie öffnen helfen.

Januar 1981

Geschichte der Reflexzonentherapie

Dr. med. William FITZGERALD, der Begründer der Zonentherapie, wurde 1872 in Middletown/USA geboren. Er promovierte 1895 an der Universität Vermont und verbrachte einige Jahre in Kliniken in Wien, Paris und London. Später praktizierte er in Hartford/Conn. an der Klinik für Hals-Nasen-Ohren-Erkrankungen, verlegte danach Praxis und Vortragstätigkeit nach New York und **starb 1942 in Stamford/USA.**

Nach Dr. med. H. BRESSLER setzte sich FITZGERALD in Wien am Anfang dieses Jahrhunderts erstmals mit den Möglichkeiten organferner Behandlung durch Druckpunkte auseinander. In seinem Buch „Zone Therapy" [18] finden sich geschichtlich interessante Vermerke:

Bereits vor etwa 5000 Jahren war in Indien und China eine Behandlung mittels Druckpunkten bekannt. Sie ist jedoch wieder in Vergessenheit geraten. Vermutlich hat sich dort die aus der gleichen Wurzel stammende Akupunktur als stärkerer Trieb durchgesetzt.

In den Ländern Mitteleuropas wurden ähnliche Methoden von den Ärzten ADAMUS und A'TATIS um 1582 beschrieben. Der Arzt Dr. BALL veröffentlichte in Leipzig etwa im gleichen Zeitraum eine Schrift über organferne Behandlung durch Druckpunkte.

Der große florentinische Bildhauer Benvenuto CELLINI (1500 bis 1571) ließ seine Schmerzen am ganzen Körper durch starken Druck auf Finger und Zehen erfolgreich behandeln.

Auch der 20. amerikanische Präsident GARFIELD (1831—1881) hat bei seinen Verwundungsschmerzen nach einem Attentat nur durch Behandlung beider Füße Linderung erreicht. Alle sonstigen Schmerzmittel erwiesen sich dagegen als unwirksam.

Verschiedene *Indianerstämme* haben ebenfalls reflektorische Zusammenhänge gekannt und sie bei ihren Kranken eingesetzt. Ihr Wissen wurde jahrhundertelang bewahrt und wird heute noch teilweise in den Reservaten zur Schmerzlinderung angewendet.

Offensichtlich hat sich der kranke Mensch, zumindest in Europa, Asien und Amerika schon seit geraumer Zeit intuitiv zahlreicher Varianten der Behandlung bestimmter Körperstellen bedient, um seine Krankheiten zu überwinden.

Die heute noch gebräuchlichen unwillkürlichen Gesten der zusammengebissenen Zähne oder der geballten Faust, auch der spontane Druck auf eine akut schmerzende Stelle, dürften wohl ein Relikt aus ähnlichen Hintergründen sein.

1916 beschrieb der Arzt Dr. Edwin F. BOWERS die Therapie Dr. FITZGERALDs erstmals öffentlich und nannte sie „Zonentherapie". Ein Jahr später erschien, von beiden gemeinsam verfaßt, das Buch „Zone Therapy" [19]. Darin werden für praktische Ärzte, Zahnärzte, Gynäkologen, HNO-Ärzte und Chiropraktoren Krankengeschichten und Therapievorschläge bekanntgegeben.

Nach Dr. George Starr WHITE war um 1925 „die Zonentherapie durch die ganzen Vereinigten Staaten und überall da, wo man medizinische Bücher und Zeitschriften druckte, bekannter als irgendeine andere manuelle Therapie".

FITZGERALD führte Lehrkurse durch und sammelte einen regen Kreis von Praktikern um sich. Schon in der ersten Ausgabe des Buches „Zone Therapy" sind Zeichnungen der Fußzonen in Übereinstimmung mit seiner 10-Zonen-Einteilung des Körpers zu finden. Es ist zwar nicht bewiesen, liegt aber nahe, daß er dabei ihm überlieferte Kenntnisse der indianischen Volksmedizin mit einbezogen und in ein wissenschaftliches Gewand gebracht hat.

Diese Grundlagen fand die amerikanische Masseurin Eunice INGHAM am Anfang ihrer Studien bereits vor. Sie hatte einige Jahre Einblick in die Ausarbeitungen, Diagramme und Berichte, die ihr neben der praktischen Beobachtung als Basis für ihre Reflexzonenmassage am Fuß dienten.

Aufgrund dieser Erfahrungen hat E. INGHAM einen Teil der Zonentherapie im wörtlichen Sinn „auf die Füße gestellt", wobei sie das gesamte Wissen genial auf diese *kleine Fläche* konzentrierte.

Sie entwickelte damals eine spezielle Griffart, die sie die INGHAM-Methode der Druckmassage (INGHAM-method of compression massage) nannte, und die in ihrer 1938 erschienenen Schrift: „Geschichten, die die Füße erzählen können" (Stories the feet can tell [⁴, ⁵]) beschrieben wird. Ihr ursprünglicher Griff, „so als wolle man mit dem Daumen Zuckerkristalle in der Hand zerreiben", hatte sich bereits im Lauf der langen Praxis und Lehrtätigkeit von Eunice INGHAM verschiedentlich differenziert und verbessert und bot mir auf sehr lebendige und praxisnahe Weise die Grundlage für die jetzt dynamischer und fließender ausgeführten Griffe.

Von 1958—1967 wurde die Reflexzonentherapie am Fuß in meiner eigenen Praxis geprüft und angewendet; seit 1967 werden in der Lehrstätte, der vorhandenen Entwicklung gemäß, Fachkräfte aus allen medizinisch-therapeutischen Berufen ausgebildet.

So hat diese Methode, wie viele andere, einige Entwicklungsstufen hinter sich, vom Jahrhunderte alten ursprünglich intuitiven Volkswissen hin zur flexiblen manuellen Therapieform, die den Ansprüchen des heutigen Menschen gerecht werden kann.

Das Rasterbild der Zonen

Die Reflexzonenmassage am Fuß geht von 2 Grundvorstellungen aus:

1. Vom Gedankengebäude des Dr. med. William FITZGERALD, der den menschlichen Körper in *10 Körperzonen* einteilt;
2. von dem dadurch entstehenden *10-Zonen-Raster am Fuß*, in den sich die seit Jahrhunderten empirisch bekannten *Reflexzonen* einfügen lassen.

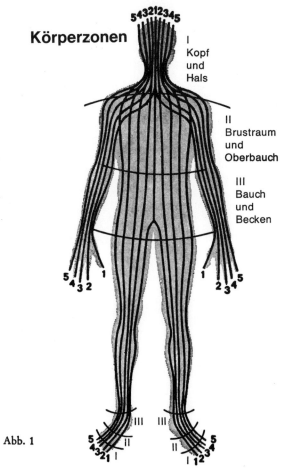

Abb. 1

1. Die Körperzonen

A) Die 10 vertikalen Körperzonen

Diese Körperzonen stellen 10 senkrechte gleichmäßig angeordnete Felder durch alle Organe dar, vom Kopf bis zu den Händen, durch den Rumpf bis zu den Füßen führend (s. Abb. 1, Körperzonen).

Wie sie entstanden sind, läßt sich heute nicht mehr mit Sicherheit nachprüfen.

Es gibt Hypothesen, nach denen die senkrechten Felder stilisierte und vereinfachte Meridiane darstellen sollen. Auch die Deutung nach der Zuordnung aus der alten Elementenlehre ist im amerikanischen Schrifttum erwähnt.

Für die Reflexzonenarbeit am Fuß ist diese Einteilung jedoch vor allem praktisch brauchbar als anatomisch-topographische Hilfe, ähnlich wie sie die Einteilung der Erdkugel in Längen- und Breitengrade für die Topographie der Erde bietet.

B) Die 3 horizontalen Körperzonen

Da die Orientierung durch die 10 vertikalen Zonen nur eine Lagebestimmung der Organe in der Senkrechten ermöglicht, gingen wir 1970 aufgrund der Erfahrungen in der Lehrstätte dazu über, die senkrecht geführten Körperzonen durch Querzonen zu ergänzen und das Knochengerüst einzufügen. Wie sich in der Praxis erwies, genügen zur Quereinteilung drei Linien, die an markanten anatomischen Punkten liegen, und zwar:

die erste im oberen Bereich des Schultergürtels,

die zweite im Bereich des unteren Rippenrandes bzw. der Gürtellinie,

die dritte im Bereich des Beckenbodens.

Diese 3 Querzonen gehen aus Abb. 1 ebenfalls hervor.

Mit Hilfe des so entstandenen *Horizontal-Vertikal-Rasters* lassen sich die Organe übersichtlich in 3 Hauptgruppen einteilen:

Die *Kopf- und Halsorgane* oberhalb der Horizontalen des Schultergürtels;

die *Brustraum- und Oberbauchorgane* zwischen der Horizontalen des Schultergürtels und der des unteren Rippenrandes bzw. der Gürtellinie;

die *Bauch- und Beckenorgane* unterhalb der Querzone des Rippenrandes bis zur dritten Horizontalen des Beckenbodens.

2. Das Rasterbild am Fuß

Für die Reflexzonenmassage am Fuß ergibt sich dadurch folgender Zusammenhang zwischen Körperzone und Reflexzone:

a) Die senkrechten Körperzonen durchziehen in ihrem Verlauf von oben nach unten alle Organe und teilen auch den Fuß von Ferse bis Zehen in 10 Körperzonen ein.

Wird eine bestimmte Reflexzone gesucht, ist sie generell in denselben Längskörperzonen am Fuß zu finden, die im Körper das Organ durchziehen.

Beispiele

Das rechte Schultergelenk — Längskörperzone 5 und 4 rechts — zeigt seine reflektorische Zuordnung am Fuß in den gleichen Körperzonen 5 und 4 um das Kleinzehengrundgelenk herum (s. Abb. 2, die Knochen des Fußes).

Die linke Niere — Längskörperzone 2 und 3 links — findet sich als Reflexzone in Körperzone 2 und 3 am linken Fuß, in der Nähe der Basis von Mittelfußknochen 2 und 3.

Die Wirbelsäule — Längskörperzone 1 rechts und links — liegt am Fuß in den Körperzonen 1, nämlich an den beiden Innenseiten der Füße, im Verlauf des Längsgewölbes.

Auf die gleiche Weise lassen sich alle Organe folgerichtig in der Längsrichtung einordnen.

b) Die querverlaufenden Körperzonen lassen sich auch für die *Quereinteilung am Fuß* verwenden. Die Querlinien sind in Abb. 1 nicht nur am Körper, sondern auch in ihrer Entsprechung am Fuß eingezeichnet. Sie richten sich dort ebenfalls nach gut bestimmbaren und bekannten anatomischen Merkmalen:

Die Kopf- und Halsorgane befinden sich im Bereich *aller Zehenglieder.* Die erste Querlinie am Fuß führt durch alle Zehengrundgelenke des rechten und linken Fußes von Körperzone 1—5 und entspricht der Horizontalen des Schultergürtels.

Die *Brustraum- und Oberbauchorgane* finden ihre Entsprechung im anatomischen Raum der gesamten *Mittelfußknochen,* deren Basis die sogenannte LISFRANCsche Gelenklinie (Abb. 2, die Knochen des Fußes) kennzeichnet, eine gebräuchliche Markierung bei Teilamputationen am Fuß. Diese 2. Querlinie entspricht der Horizontalen des unteren Rippenrandes.

Die *Bauch- und Beckenorgane* sind reflektorisch im Fußwurzelbereich bis an die inneren und äußeren Knöchel zu finden. Die dritte Querlinie am Fuß bezieht sich auf die 3. Horizontale am Körper, nämlich die des Beckens auf der Höhe der Hüftgelenke.

In der so beschriebenen Weise der Längs- und Querzonen läßt sich ein gedanklich-anatomisches Gerüst erstellen, in das die einzelnen Reflexzonen wie in ein Mosaik einzugliedern sind.

Die senkrechten Körperzonen verlaufen bilateral gleichmäßig vom Kopf zu den Füßen, ohne sich im Halsbereich zu kreuzen.

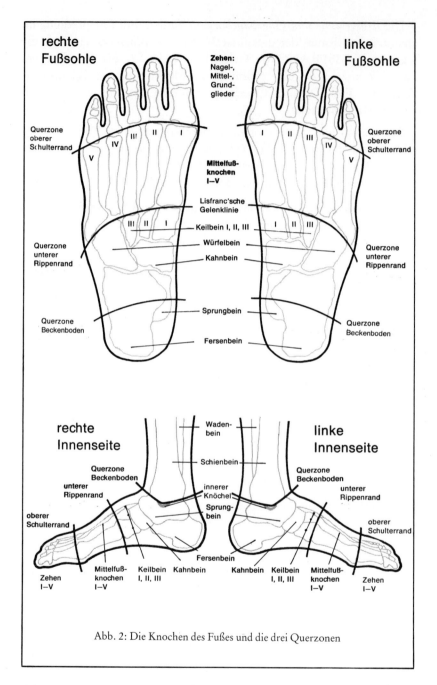

Abb. 2: Die Knochen des Fußes und die drei Querzonen

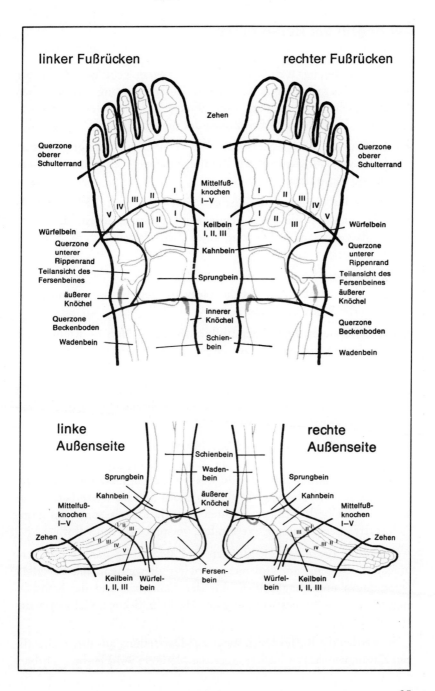

Der Begriff der Reflexzonen

Die Bezeichnung Reflexzone ist seit langem gebräuchlich in der manuellen Therapie, meist wird sie im Zusammenhang mit nervalem Reflexgeschehen verwendet. Die *Bindegewebsmassage* wird auch „Arbeit in den reflektorischen Zonen des Bindegewebes" [1, 2] genannt.

HEAD und MACKENZIE sprachen bereits Ende des vorigen Jahrhunderts von reflektorischen Zusammenhängen zwischen innerem Organ und Peripherie.

Reflexe im streng medizinischen Sinn sind nach PSCHYREMBEL [3] „unwillkürlich ablaufende Muskelkontraktionen, die durch äußere Reize unter Vermittlung eines Zentralorgans (z. B. Rückenmark) hervorgerufen werden".

Für die Begriffsbestimmung der Reflexzonen am Fuß ist das Wort Reflex jedoch nicht direkt auf das Nervensystem bezogen, sondern ist auf zweierlei Weise zu deuten:

1. Als Reflektieren eines Gesamtbildes (Kopf — Hals — Rumpf) auf einer anderen kleineren Fläche (Füße), im allgemein üblichen Sprachgebrauch, etwa wie bei einer Spiegelreflexkamera.

2. Zur speziellen Kennzeichnung bestimmter Abschnitte am Fuß, die eine empirisch nachgewiesene direkte Energiebeziehung zu den Organen im Körper haben.

Es handelt sich dabei nicht um HEADsche-, MACKENZIEsche- oder Bindegewebszonen oder um Energiebahnen der Akupunktur. Diese Systeme haben ihr individuelles Versorgungsnetz und ihre eigenen Wege der Regulierung. Daß sich jedoch alle bis heute bekannten und auch die noch nicht erforschten Energie-Einzelsysteme im Sammelbegriff „Lebensenergie" verbinden, versteht sich von selbst.

Um durch die Überschneidungen und Berührungspunkte der verschiedenen Systeme am Fuß nicht verwirrt zu werden, sind auf allen Zeichnungen und Diagrammen nur der Fußumriß und die Knochen angegeben, ohne Berücksichtigung der Muskeln, Sehnen, Gefäßsysteme und Meridiane.

So werden die Reflexzonen zwar zur Darstellung aus ihren lebendigen Zusammenhängen isoliert, aber die Methode wird leichter lehrbar.

In der Praxis wird der Behandler am Fuß in den Ausläufern der Sakral- und Lumbalsegmente arbeiten, ohne daß er deshalb Bindegewebsmassage macht; er wird an Akupunkte kommen, ohne daß er deshalb Akupunktur betreibt; er wird das Periost verschiedentlich streifen, ohne Periostmassage auszuführen; er wird lymphatischen Staugebieten begegnen, ohne zur Lymphdrainage überzuwechseln.

Der Begriff der Reflexzonenarbeit am Fuß (reflexology) wird erst durch die Körperzonen (zone therapy) des Dr. W. FITZGERALD vollständig, weil sich das eine aus dem anderen entwickelt hat.

Überblick über die Reflexzonen am Fuß

Häufig wird angenommen, daß nur die Fußsohlen bei der Reflexzonenmassage am Fuß wichtig sind, weil darüber am meisten Zeichnungen und Bilder aus früherer Zeit vorhanden sind. Zu einer Behandlung gehört in Wirklichkeit der *ganze* Fuß von unten und oben, von der Innen- und Außenseite bis an die beiden Knöchel.

Die Fuß*sohlen* gewähren allerdings, zumindest dem Anfänger, einen organisch besser ableitbaren Überblick, der ihm das räumliche Denken erleichtert.

Das Fußpaar wird als *Einheit* betrachtet und nicht als zwei voneinander getrennte Einzelfüße. Das Gesamtbild des Körpers kann man sich maßstabsgetreu verkleinert in den Füßen vorstellen, besonders dann, wenn man weiß, daß sich nur Kopf, Hals und Rumpf, nicht aber die Extremitäten im Fußpaar spiegeln. Als Vorstellungshilfe folgende Abbildung:

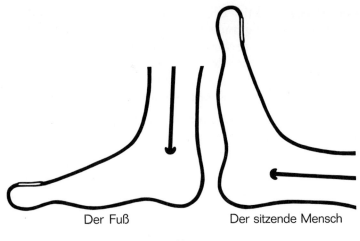

Der Fuß Der sitzende Mensch

Abb. 3

Jedes Organ findet in der Regel seine entsprechende Reflexzone da am Fuß, wo im Körper die gleiche Körperzone durch das Organ führt.

Überschneidungen der Reflexzonen entsprechen meist *Überlappungen* von Organen, wie sie anatomisch vorhanden sind.

So finden sich:

Die Organe der rechten Körperhälfte im rechten Fuß; die Organe der linken im linken Fuß;

paarig angelegte Organe auch an den Füßen in zwei Zonen rechts und links;

einmalig vorhandene Organe nur einmal, links oder rechts, gemäß ihrer anatomischen Lage;

die in der Körpermitte gelegenen Organe in der Fußpaarmitte, d. i. an den Innenseiten der beiden Füße.

Die eigentlichen Reflexzonen hören an den Knöchelgrenzen auf. Erfahrungsgemäß haben aber auch die Stellen bis ca. eine Handbreit über den Knöcheln große therapeutische Wirksamkeit. Sie weisen Reflexzonen der Muskeln und Nerven der *unteren Extremität* auf und haben gemäß des Ursprungs dieser Muskeln und Nerven Beziehung zum Becken. Sie werden als *Bezugszonen* bezeichnet.

Die Reflexzonen der *oberen Extremität* bis zum Ellenbogen lassen sich am Rand der 5. Mittelfußknochen ertasten und schließen ebenso wie an der *unteren Extremität* die jeweilige muskuläre und nervale Versorgung der Arme und Beine mit ein. Auch sie sind *Bezugszonen*.

Hinweis: Im allgemeinen lassen sich die Reflexzonen der *Organe* deutlicher an der *plantaren* Fußseite ertasten, die der *Knochen, Muskulatur* und *Nerven* dagegen mehr an der *dorsalen* Seite des Fußes.

Wegen des oft derben Gewebes an der Ferse entzieht sich das plantare Fersengebiet häufig einer durchgreifenden Behandlung, außer bei Kinderfüßen oder bei zartgliedrigen, weichen Erwachsenenfüßen. Das stellt in therapeutischer Hinsicht keinen Nachteil dar: Diese Zonen — das sind die Zonen der Beckenorgane — lassen sich auch in den Gebieten der inneren und äußeren Fersenränder bis an die Knöchel erfassen. Außerdem ist dort ein wesentlich geringerer Kraftaufwand zur Behandlung notwendig.

Manche Zonen sind proportional etwas abweichend von der Größe und Form des eigentlichen Organes. Die tägliche Praxiserfahrung bestätigt, daß jede Therapie im Prinzip einen dynamischen Prozeß darstellt, der sich auch dem umgebenden Gewebe mitteilt, so daß dadurch die ordnende Wirkung trotzdem gewährleistet bleibt.

Die Lagerung des Patienten

Als Vorbereitung zur Reflexzonenmassage am Fuß ist die richtige Lagerung des Patienten von großer Bedeutung, denn sie erleichtert die Arbeit wesentlich.

Dazu gehört:
Ein gut belüftbarer warmer und heller Raum;
genügend Platz für Patient und Therapeut;
eine ausreichend breite, gut gepolsterte Liege oder Massagebank;
Vermeiden von störender Geräuschkulisse;
Kopf-, Knie- oder Nackenrollen, wo sie zweckmäßig erscheinen;

eine leichte Decke (möglichst nicht aus Kunstfasern), zum Zudecken des Patienten, weil

a) bei jeder Massage ein Wärmeverlust entsteht,

b) sich der Patient in einer Atmosphäre der persönlichen Betreuung eher entspannt,

c) er zugedeckt sich weniger scheut, seine Beine in eine lockernde Auswärtsdrehung zu bringen.

Der bequem gelegte Patient wird seine einengende Bekleidung lockern (Gürtel, Kragen, Büstenhalter, Mieder, Rockbund etc.), damit der Atem frei fließen kann.

Die leicht erhöhte Rückenlage des Patienten ist für die Arbeit am Fuß die günstigste. Der Therapeut kann so, vor dem Kranken sitzend, an der Mimik die spontane Reaktion auf den ausgelösten Schmerz ablesen und seine Behandlung entsprechend exakter dosieren.

Auch der Patient kann aus dieser Stellung den arbeitenden Therapeuten näher betrachten. Das ist am Anfang für das Vertrauensverhältnis zwischen beiden von großer Wichtigkeit.

Der Griff als Arbeitsgrundlage

Man ist es gewöhnt, die Durchführung von Therapiemethoden mit dem Begriff „Technik" zu belegen: Atemtechnik, Bewegungstechnik, Massagetechnik. Der Gebrauch dieses Wortes löst eine innere Wirkung aus, die dem, was ausgesagt werden soll, widerspricht, denn Technik gehört in den Bereich der Materie, der Mechanik und somit in die Welt der Zweidimensionalität.

Der Mensch dagegen ist bis in seine äußeren Bewegungen hinein dreidimensional angelegt. Durch die Existenz der Gelenke sind seine Bewegungen, wenn er sie ursprünglich richtig ausführt, kurvig und nicht „gerade". Er hat jedoch — leider — auch die Möglichkeit, sich zweidimensional, d. h. falsch zu bewegen. Dann wird die Bewegung ein Gegeneinander durch Überstreckung oder Abknickung der Gelenke und die dynamisch fließende Koordinierung der einzelnen Teile wird blockiert. Das gilt für die großen Gelenke im Menschen und für die kleinen ebenso.

Deshalb muß auch die therapierende Hand richtig geführt werden. Sie liegt sowohl in der Ruhe- als auch in der Arbeitsstellung so, daß sie den Fuß ohne Überdehnung und starre Fixierung in ihren Gelenken auf natürliche Weise locker hält.

Der Daumen nimmt den Fingern gegenüber eine Sonderstellung ein: Durch seine Beweglichkeit sind wir in der Lage, zu greifen und den Fuß des Patienten wirklich „in die Hand" zu nehmen. Arbeitet er an der Fußsohle, stützen die Finger am Fußrücken und umgekehrt. Da er am kräftigsten ist und im Grundgelenk einen größeren Radius hat als die Finger, wird er auch bei der Behandlung, zumindest im Anfang, bevorzugt eingesetzt.

Jeder Griff besteht aus zwei Phasen. Der Impuls für den *aktiven* Teil fängt nicht an der Peripherie der jeweils arbeitenden Finger an (das wäre *mechanischer Druck*), sondern in der *Handmitte*, die, einem Energiesee vergleichbar, alle Finger mit Energie versorgt und führt (Das ist das Prinzip der *dynamischen Bewegung*). So tastet sich auch der Daumen aus seiner entspannten Haltung in einer kurvig angesetzten Bewegung in die Gewebetiefe vor, wobei er, an Kraft und Intensität zunehmend, in eine größere Beugung seines Gelenkes kommt.

Aus dieser maximalen Aktivität wird er *passiv* auf dem gleichen Weg aus der Gewebetiefe zur Hautoberfläche in die lockere Ausgangshaltung zurückgeführt, wobei das Gelenk auch in der Endphase der Bewegung nicht durchgedrückt wird.

Das kontinuierliche Ineinandergreifen von Tätigkeit und Loslassen wiederholt sich in millimetergroßen Abständen und erzeugt durch den wellenförmigen Rhythmus eine harmonische Energieverteilung im schmerzhaften Fußgewebe.

Der Bewegungsablauf der Hand weist immer vorwärts, ohne daß der Hautkontakt bei den einzelnen Griffphasen unterbrochen wird. Wird der Griff rückwärts durchgeführt, wirkt er ungelenk und hemmend. Ob einzelne Reflexzonen jedoch von rechts oder links, von oben oder unten her durchgearbeitet werden, ist zweitrangig und wird durch den belasteten Gewebetonus entschieden.

Es ist falsch, wenn der Daumen beim Therapieren bis zum rechten Winkel abgeknickt wird, denn dadurch werden die fortlaufenden Bewegungen eckig und hart und der Fuß wird unnötig mit der scharfen Kante des Daumennagels belastet. Zudem würde diese mechanische Arbeit den Therapeuten viel schneller ermüden und längst nicht die ganze Möglichkeit der Geweberegeneration im Menschen ausschöpfen können.

Um sich mit dem speziellen Griff bei der Behandlung auf eine anschauliche Weise zu befassen, werden beide Möglichkeiten durch verschiedene passende Wörter gekennzeichnet:

Falscher Begriff: Mechanischer Druck
Richtige Begriffe: Kraft, Dynamik, Rhythmus, Erspüren, Intensität, Schwung, Zielstrebigkeit, Tastimpuls

Auch wenn der Daumennagel das Gewebe nicht berührt, wird der Patient immer wieder der Täuschung unterliegen, daß der spitz und stechend wahrgenommene Schmerz im Gewebe vom Nagel herrühre, denn er kann die Belastung von außen und die Schmerzempfindung in seinem eigenen Gewebe nicht unterscheiden. In dieser Situation ist es wesentlich, daß der Kranke mit dem Verständnis des Behandlers rechnen kann und einfühlsam therapiert wird.

Der Grundgriff ist wandlungsfähig. Dadurch behält die Reflexzonenmassage am Fuß ihre Gültigkeit auch in Zeiten, wo der Patient gemäß seiner größeren Schädigungen in verschiedenen Organsystemen mit wesentlich vorsichtigeren Therapiereizen behandelt werden muß. Auch andere Methoden weisen ähnliche Entwicklungsparallelen im Sinne einer Modifizierung und Reizabstufung auf. Schon Pfarrer KNEIPP [6] äußert sich zu seinen früher drastischeren Wasseranwendungen: „... und ich bin von großer Milde zu noch größerer Milde herabgestiegen."

Der neutrale Grundgriff kann in zweierlei Bereichen verändert werden:

1. im *Arbeitsrhythmus und Tempo,*

2. in der *Intensität des Kraftaufwandes.*

Daraus ergeben sich vier *Varianten,* die ein individuelles Therapieren erlauben:

1. Langsam und bedächtig
2. schnell und zügig
} Arbeitsrhythmus

3. weich und einschleichend
4. kräftig und tonisierend
} Griffintensität

Es ist außerdem zu bedenken, daß die Hand nicht nur grobe Muskelkraft vermitteln kann, sondern daß sie auch über eine sehr wirksame **Feinkraft** verfügt, die nicht nur an die sichtbare Muskeltätigkeit gebunden ist.

Für die *Intensität* und den Kraftaufwand beim Therapiegriff gibt es *kein allgemein gültiges Maß*. Nicht jeder Mensch reagiert gleich; selbst der gleiche Mensch spricht auf Reize gemäß seines sich ständig verändernden Lebensrhythmus' zu verschiedenen Zeiten unterschiedlich an. Generell wird jedoch bis an die gut verträgliche *Schmerzgrenze* gearbeitet, denn erst durch das Überwinden des Schmerzes kann sich die Fehlform im Tonus des Gewebes normalisieren (Kapitel Reaktionen).

Auch die *Dauer einer Griff-Folge* läßt sich nicht in starre Zeitbegriffe zwängen. Früher konnten Schmerzreize u. U. minutenlang auf einer Stelle gesetzt werden; heute genügen oft sekundenlange Impulse, um eine regenerierende Wirkung zu erzielen. Allerdings werden die Sekundenreize während einer Reflexzonenmassage am Fuß einige Male wiederholt, um das Gewebe in ein gesünderes Spannungsverhältnis zu bringen.

In extremen Situationen kann selbst durch zarte, vorsichtige Berührung einer Reflexzone bereits die gerade noch erträgliche Schmerzgrenze erreicht sein. Das kommt vor allem dann vor, wenn der Patient nervlich besonders geschwächt ist (ob dauernd oder augenblicklich, ist unwesentlich) oder wenn bestimmte Organe in akuten Reaktionsphasen sind. Dosierungshinweise beachten, Streichungen und Dehnungen einfügen!

Außer dem beschriebenen Grundgriff mit dem Daumen in seiner aktiven und passiven Phase können, wenn die Hand durch vielfältige Tasterfahrung (Finger-Spitzen-Gefühl!) wacher geworden ist, an geeigneten Stellen am Fuß auch *Schwingungs- und Dehngriffe* mit den Fingerkuppen ausgeführt werden. Sie vermitteln durch ihre Elastizität ebenfalls einen Ordnungsimpuls.

Sedierungsgriff:

Bei der Therapie von *akuten Zuständen* (Koliken, Blutungen, Unfällen, Ohrenschmerz, Neuralgien, Verletzungen, Zahnschmerz, Hexenschuß etc.) wird der bewegliche Arbeitsgriff so abgewandelt, daß er sedierend und schmerzlindernd wirkt. Das wird erreicht durch eine kräftig ausgeführte, etwa 1—2 Minuten andauernde *konstante Ruhigstellung* des Daumens oder Fingers im schmerzhaften Fußgewebe. Oft löst sich die akute Schmerzspitze jedoch schon nach 10 oder 20 Sekunden auf. Im gleichen Maße wie in der Reflexzone die starke Spannung abnimmt, normalisiert sich häufig spontan auch das Befinden der Organe.

Der Sedierungsgriff stellt eine Art „Erste Hilfe" dar und schließt nicht aus, daß andere Zonen gemäß der Verfassung des Patienten weiterbehandelt werden, um tiefer liegende kausale Zusammenhänge zu erfassen.

Im gutgemeinten Bemühen um einen möglichst ausgewogenen Griff am Fuß darf jedoch nicht übersehen werden, daß nicht das Detail (Hand des Therapeuten, bzw. Fuß des Patienten) das Wesentliche der Behandlung darstellt, sondern die lebendige Gesamtschau des jeweiligen Menschen.

Ablauf der Massage

Die Füße werden so gelegt, daß sie für den aufrecht und entspannt sitzenden Therapeuten gut erreichbar sind. Die Entfernung zwischen Patient und Therapeut ist durch die Länge des abgewinkelten Unterarms gegeben. So wird ein gesunder Abstand gewahrt. Die Füße ruhen auf der Massagebank und sollten nicht auf den Oberschenkeln des Behandlers liegen. Die Arbeitweise muß so locker sein, daß der Patient bei Bedarf seinen Fuß zurückziehen kann und nicht den Eindruck gewinnt, er sei den Schmerzen hilflos ausgeliefert. Sonst könnte er ängstlich, verkrampft oder aufgebracht reagieren.

Der wahrgenommene Schmerz bedrängt ihn weniger, wenn er ruhig atmet und sich so weit als möglich der Therapie öffnet. Er wird auf diese Weise der Reflexzonenmassage aufmerksam und interessiert folgen können und nicht meinen, sich „ablenken" zu müssen durch zu vieles Reden oder durch falsch ausgeführte Konzentrations- und Entspannungsübungen. Er sollte anstreben, beim Therapiegeschehen innerlich anwesend zu sein, indem er sich ganz in seinen Füßen erlebt.

Der Therapeut nimmt mit seinen Händen Kontakt zu den Füßen auf, indem er einige *Streichungen* macht. Dadurch gewinnt er einen *ersten Eindruck* über die

> *Temperatur,*
> *die Statik des Fußes,*
> *den Gewebetonus und*
> *seine Hautbeschaffenheit.*

Während der ganzen Massage befinden sich immer *beide* Hände am Fuß, die eine als arbeitende, die andere als stützende und Kontakt gebende. Nach vielfältiger Erfahrung und Übung können die Griffe auch bimanuell und mit mehreren Fingern ausgeführt werden.

Die praktische Durchführung und exakte Anweisung muß den Ausbildungskursen vorbehalten bleiben, denn Tasterfahrungen im Gewebe lassen sich nicht theoretisch vermitteln.

Um das *richtige Maß* der Dosierung für den Tastbefund zu ermitteln, achte man auf die spontane Reaktion des Patienten bei den *ersten* Tastimpulsen. Zieht er den Fuß ruckartig zurück, schreit er gar auf, muß die Arbeitsstärke sofort reduziert werden. Rührt er sich kaum oder fühlt er sich lediglich gekitzelt, ist die individuelle Schmerzschwelle noch nicht erreicht.

Wenn der richtig dosierte Griff gefunden wurde, den der Kranke gerade noch gut ertragen kann, wird dieses Maß während der Behandlung in etwa beibehalten, denn es entspricht seiner augenblicklichen Gesamtverfassung.

Hinweis

Verschiedene Menschen reagieren gemäß ihres individuellen Persönlichkeits- und Krankheitshintergrundes unterschiedlich auf einen Therapiereiz; sogar derselbe Mensch wird oft zu einer anderen Zeit abweichend von früheren Reaktionen auf eine Behandlung ansprechen, ausgelöst durch vielfältige innere und äußere Schwankungen:

Klimaveränderung;

aktive oder passive Phase des persönlichen Biorhythmus;

Wechsel der Ernährungsgewohnheiten;
psychische Belastungen;
Vorfeldstadien verschiedener Krankheiten;
Beginn von Reaktionsschüben und Heilkrisen u. a. m.

Da die *gleich starke* Dosierung an verschiedenen Stellen am Fuß *verschiedenartige* Empfindungen auslöst, ergibt sich daraus eine Vergleichsmöglichkeit zwischen *gesundem* Gewebe und einer *gestörten Reflexzone*.

Um den Massageeffekt zu stabilisieren, wird der gesetzte Therapiereiz einige Male, jedoch nicht konstant hintereinander, an derselben Stelle während einer Reflexzonenmassage *wiederholt*. Dabei wird die Zone von Mal zu Mal weniger schmerzen, weil sie zunehmend besser durchblutet wird.

Sobald der intensive Gewebeschmerz nachläßt und ein erträgliches Maß annimmt, ist für die jeweilige Massage ihr Ziel erfüllt. Meist wird das nach *20—30 Minuten* der Fall sein; es gibt jedoch immer Menschen, die bereits nach 15 oder erst nach 50 Minuten mit der generellen *Tonusnormalisierung* im Fußgewebe reagieren.

Die *erste* Reflexzonenmassage erfordert am Anfang einen Zeitaufwand von etwa 40—50 Minuten, denn sie muß ein objektives Bild vom Gesamtzustand des Fußes vermitteln, ganz gleich wie die Symptomatik sich darstellt. Die Zonen werden in der Regel dabei noch nicht intensiv durchgearbeitet, sondern lediglich auf ihren abnormen Befund hin geprüft. Die eigentliche Therapie findet erst bei den weiteren Behandlungen in den jeweils empfindlichen Zonen statt.

Das gründliche Durchtasten aller Reflexzonen bei der ersten Behandlung wird erleichtert, wenn sich der Therapeut an ein lockeres *Konzept in der Reihenfolge* der Zonen hält. Seine Arbeit wird dadurch systematisch aufgebaut und er behält die Übersicht über festgestellte abnorme Zonen.

Die Behandlung erstreckt sich immer über *beide Füße*, d. h. die Reflexzonen des rechten und des linken Fußes werden wechselweise erfaßt. Das darf jedoch nicht in planloses Überhüpfen von einer Stelle zur anderen ausarten, sondern soll in Zonengruppen geordnet bleiben.

Nachstehend wird eine *Reihenfolge* vorgeschlagen, die sich in der Praxis bewährt hat:

1. Die Kopfzonen (Abb. 4)

Bei den Kopfzonen fällt eine Besonderheit auf: So wie sich der Kopf maßstabsgetreu als Reflexzone in allen zehn Zehen verkleinert darstellt, so lassen sich diese Reflexzonen des Kopfes nocheinmal auf den nächst kleineren Maßstab verringern, indem sie sich auf die beiden Großzehen konzentrieren. Deshalb fängt die Behandlung im kleinsten Maßstab der Kopfzonen, nämlich in den beiden Großzehen an.

Das Kreisen der Großzehen in ihren Grundgelenken entspricht dem Kopfrollen. Vorhandene Ablagerungen, die sich durch Schmerzen, Knirschen, Reiben, Mahlen und Bewegungseinschränkung in den Grundgelenken zeigen können, haben ihr Pendant im Kopf-Nacken-Gebiet. Zur Überprüfung dieser Beobachtung kann der Patient sich setzen und die Übereinstimmung der vorhandenen Belastungen im Halswirbelgebiet mit der Beweglichkeit seiner Großzehengrundgelenke vergleichen.

Die Großzehenbeeren stellen den Kopf von hinten dar, während die dorsale Seite der Großzehen die Zonen des Gesichtes kennzeichnen. Die abgrenzende Querrille im Gelenkspalt an der Großzehenbeere ist die Zone der Schädelbasis.

Das Gebiet des Nasen/Rachenraumes mit der Mundhöhle nimmt einen relativ umfangreichen Raum der Großzehen von dorsal ein und ist umgeben von Knochen und Muskelgebieten des Gesichtes.

Es folgt die Therapie der Kopfzonen im nächst größeren Maßstab, nämlich in den einzelnen Zehen. Die Augen-, Ohren-, Zahn- und Sinuszonen lassen sich am besten von der plantaren bzw. medialen und lateralen Seite der einzelnen Zehen therapieren.

Auch die Zahnzonen unterliegen der exakten Zehn-Zoneneinteilung und sind wie folgt angeordnet:

Schneidezähne (1)	— Körperzone 1 —	Großzehen
Schneide- und Eckzähne (2 + 3)	— Körperzone 2 —	2. Zehen
vordere Backenzähne (4 + 5)	— Körperzone 3 —	3. Zehen
hintere Backenzähne (6 + 7)	— Körperzone 4 —	4. Zehen
Weisheitszähne (8)	— Körperzone 5 —	5. Zehen

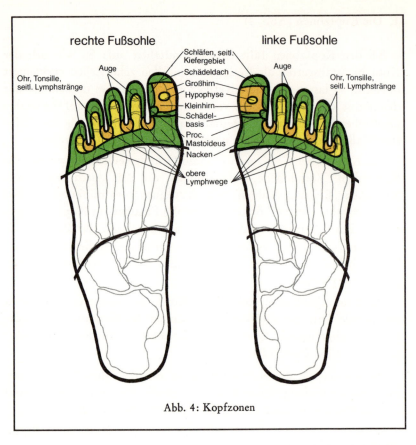

Abb. 4: Kopfzonen

Oberkieferzähne sind um den *distalen* Gelenkspalt der Zehen herum zu finden, *Unterkieferzähne* um den *mittleren* Gelenkspalt herum.

Wichtig!

Bei der praktischen Arbeit werden selbstverständlich auch alle medialen und lateralen Seiten der Zehen mit einbezogen, obwohl das aus den Bildern nicht erkennbar ist.

Die Interdigitalräume sind den oberen Lymphwegen zugeordnet und werden durch einen Dehngriff von plantar und dorsal gut durchblutet. Die von Fußpilz befallenen Schwimmhäute bleiben aus Gründen der Hygiene und Infektionsgefahr unbehandelt. Dafür bieten sich die entsprechenden Stellen an den Fingerzwischenräumen an.

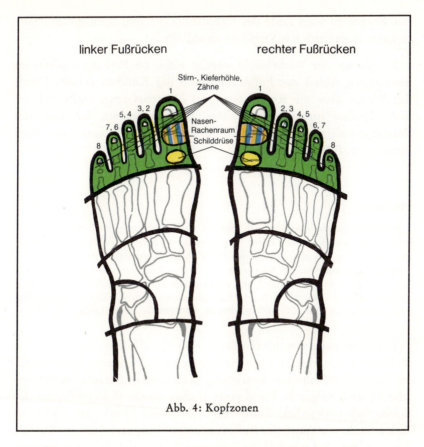

Abb. 4: Kopfzonen

2. Wirbelsäule, Gelenke und Muskulatur des Körpers
(Abb. 5)

a) Wirbelsäule. Die Zonen der *Wirbelsäule* sind im Verlauf des Längsgewölbes beider Füße angeordnet und lassen sich anatomisch-topographisch gliedern:

Die *Halswirbelsäule* in der Länge des Grundgliedes medial entlang der großen Zehen, beginnend etwas oberhalb der Reflexzone Schädelbasis;
die *Brustwirbelsäule* in der Länge des ersten Mittelfußknochens;
die *Lendenwirbelsäule* im Verlauf des ersten Keilbeines bis zur Hälfte des Kahnbeines;

das *Kreuzbein* vom Ende des Kahnbeines bis zum Sprung- und Fersenbein, woran sich das *Steißbein* anschließt.

Die Zonen der Wirbelsäule werden nicht am Periost, sondern im muskulären Anteil des Fußes unterhalb der Knochen erfaßt. Durch das Wissen über die Reflexzonen des Nervensystems ergibt sich jedoch darüber hinaus eine weitere Differenzierung, die auch das Periost gezielt mit einbezieht (S. 92 Tafel der Reflexzonen der Nerven von W. FRONEBERG).

Hinweis

Die Reflexzonenmassage hat sich sehr gut als Vorbereitung zur Chiropraktik bewährt. Die intensiven muskulären Verspannungen können reflektorisch vorbehandelt werden, so daß das Reponieren der Wirbelsäule generell mit weniger Kraftaufwand und mit weniger Schmerzen seitens des Patienten durchgeführt werden kann. Ab und zu gleitet durch die reflektorisch entspannten Sehnen und Muskeln ein Wirbel (hauptsächlich im Halswirbelsäulenbereich) während der Reflexzonenmassage am Fuß hör- und spürbar an die normale Stelle zurück.

Dem Übergang von der Großzehe zum Mittelfußknochen 1 (d. i. die Reflexzone der unteren Halswirbelsäule und der oberen Brustwirbelsäule) gebührt besondere Beachtung, denn dort sind häufig pathologische Veränderungen in Form eines *Hallux valgus* (Lateralflexion der Großzehe) vorhanden. Durch die veränderte Statik des Fußes an dieser Stelle wird auch die Reflexzone des Nackengebietes gestört. Wo die primären und sekundären Zusammenhänge sind, läßt sich oft nicht eindeutig feststellen; meist sind es Wechselwirkungen zwischen Fuß und Nacken.

Beobachtungen an Hunderten von Patienten haben ergeben, daß mit einer Hallux-Valgus-Bildung in der Regel ein Halswirbelsäulensyndrom und Schulter-Nackenverspannungen und/oder eine Schilddrüsenbelastung einhergehen.

Zur Deutung dieses pathologischen Bildes wird die Tatsache einer *statischen* Veränderung des Fußskeletts (mit allen bekannten Folgen in allen Bereichen des Bewegungs- und Stützapparates) durch die empirische Erfahrung aus der Reflexzonenmassage ergänzt und widerspricht ihr nicht.

b) Die Zonen des Nacken/Schultergürtels befinden sich an der anatomischen Stelle des Quergewölbes und reichen rechts und links jeweils von Längszone 1—5. Bei der Massage der Schultergürtelzone rechts wird als Bezugszone auch die Leber und Gallenblase mit erfaßt; bei der linken Schultergürtelzone die Herzzone (segmental-reflektorische Beziehungen).

Die seit Jahrzehnten bekannte *Schultergürtelzone am Fußrücken* (genau der plantaren Zone gegenüber, also in der distalen Hälfte der Mittelfußknochen 1—5) besteht nach wie vor und wird in die Therapie auch weiterhin ganz mit einbezogen. Die Erfahrung zeigt, daß durch Lösung von Spannungen in den Zwischenräumen der Mittelfußknochen von dorsal die muskulären und innervationsmäßig bedingten Belastungen des Schultergürtels besonders gut erfaßt werden können.

Hinweis

Die Schultergürtelzone weist speziell auf die Zusammenhänge zwischen Physis und Psyche hin: Ein stark verspanntes, wenig bewegliches Quergewölbe ist nicht nur ein statisches Belastungszeichen und der Hinweis auf einen muskulär verspannten Schultergürtel, sondern oft auch zugleich Hinweis auf die psychische Last, die der Mensch „auf seinen Schultern zu tragen hat".

Die *Schultergelenke* haben sehr anschaulich erkennbar auch am Fuß eine kleine Gelenkfläche aufzuweisen, nämlich die beiden Kleinzehengrundgelenke.

Obwohl die Fußform in der räumlichen Perspektive nur Kopf, Hals und Rumpf des Menschen andeutet, sind von den jeweiligen Gelenkflächen am Rumpf die anatomisch nächstliegenden Gelenke als *Bezugszonen* zu erreichen. So stellt der Rand des Mittelfußknochens 5 einerseits die Reflexzone des äußeren Brustkorbrandes dar; andererseits ist er zur gleichen Zeit die Bezugszone des *Oberarms* bis zum nächsten Gelenk, nämlich dem *Ellenbogengelenk* an der Basis des Mittelfußknochens 5.

Die *Brustbeinzone* ist nach dorsal um den distalen Teil des Mittelfußknochens 1 angeordnet. Sie hat u. a. Beziehungen zum Herzen, den Atmungsorganen und zur Statik der Wirbelsäule.

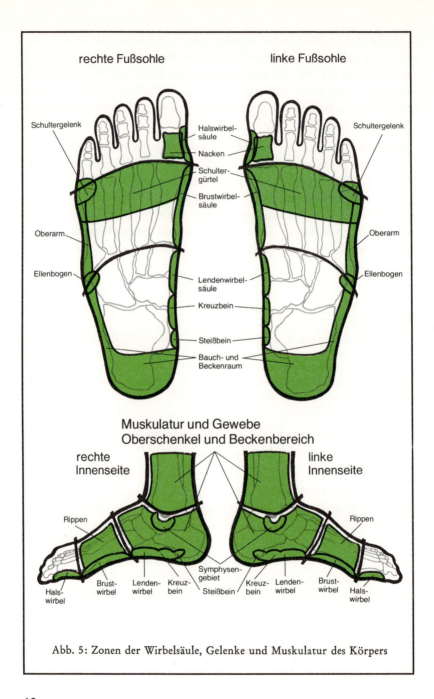

Abb. 5: Zonen der Wirbelsäule, Gelenke und Muskulatur des Körpers

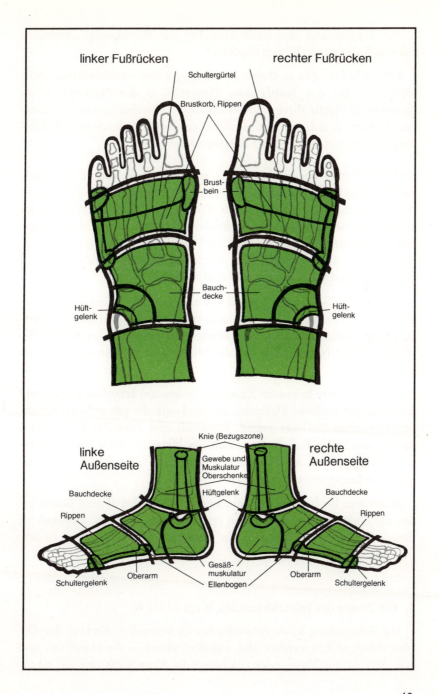

Die *Rippen* und der muskuläre Teil des Brustkorbes erstrecken sich durch das ganze Mittelfußgebiet.

Beim *Nacken* gilt nocheinmal die Regel des verkleinerten Maßstabes wie bei den Kopfzonen: Einerseits ist die Nackenzone im kleinsten Maßstab direkt unterhalb der Großzehenbeeren; andererseits fächert sie sich auf in den nächst größeren Maßstab der 10 Körperzonen im unteren Teil der Zehengrundglieder.

c) *Die Zonen des Beckengürtels* erstrecken sich vom Fußwurzel- und Fersengebiet bis an die inneren und äußeren Knöchel. Der Raum vom Würfelbein bis zum äußeren Knöchel stellt die Reflexzone des knöchernen und muskulären *Beckenbereiches* von lateral dar. Unterhalb der beiden inneren Knöchel sind die *Symphysenfugen* angeordnet; der Berührungspunkt des Wadenbeines mit Sprungbein und Schienbein ist die Reflexzone des *Hüftgelenkes*.

So wie vom Schultergelenk die Bezugszone zum Ellenbogen hergestellt werden kann, so fügt sich in Fortsetzung des Hüftgelenkes entlang dem Wadenbein auch eine Bezugszone zum *Kniegelenk* ein. Sie wirkt darüber hinaus auch auf die Muskulatur und Innervation des ganzen Beines.

Die von früher bekannte Kniegelenkszone am lateralen Fersenrand unterhalb des äußeren Malleolus ist, der Logik des ganzen anatomisch-reflektorischen Aufbaus gemäß, eigentlich eine Zone des Beckens. Da durch diese Stelle auch Reflexzonen des Nervensystems für die Beinversorgung führen, ist deshalb auch das Knie über diesen Punkt als indirekte Bezugszone therapierbar.

Jahrelange Beobachtungen haben ergeben, daß bei akuten Beschwerden die Kniezone am Wadenbein empfindlicher reagiert, während bei chronischen Krankheitsbildern die Kniezone am Fersenrand zusätzlich erheblich schmerzt.

3. Die Zonen der harnableitenden Wege (Abb. 6)

Die Behandlung kann entweder im funktionellen Verlauf der Organe durchgeführt werden, also von den Nieren in die Harnleiter und von dort in die Blase; oder (nachdem die Blase nicht nur ein tonus-

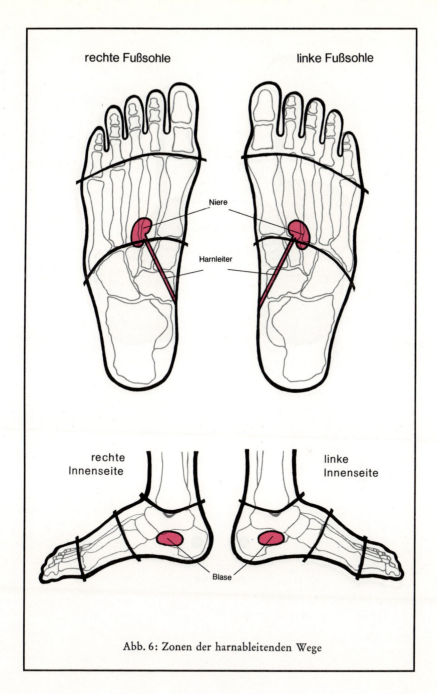

Abb. 6: Zonen der harnableitenden Wege

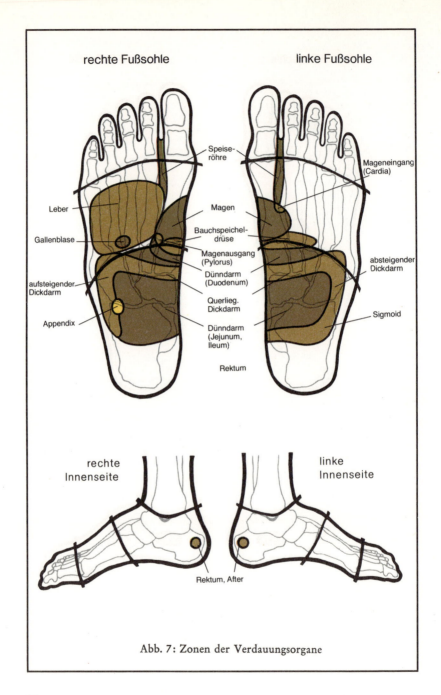

Abb. 7: Zonen der Verdauungsorgane

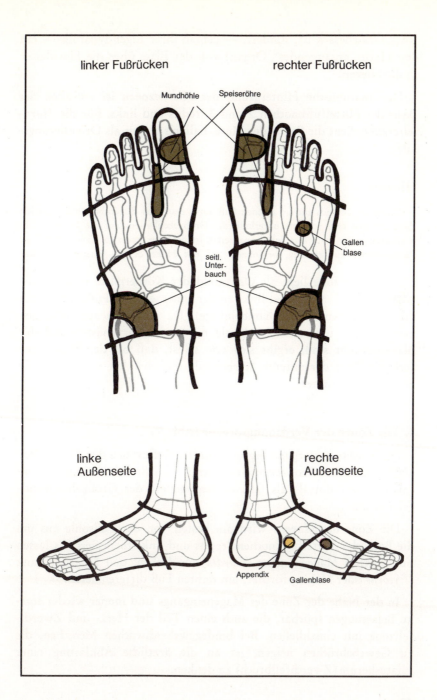

loser Gewebesack ist, sondern — gemäß ihrer Eigendynamik — ein den Harn „ansaugendes" Organ) von der Blase über die Harnleiter in die Nieren.

Der anatomische Hintergrund der *Nierenzonen* ist zwischen der Basis der Mittelfußknochen 2 und 3, rechts und links. Für die *Harnleiterzone* dient die Sehne des Musc. hallucis longus als Orientierungshilfe.

Hinweis

Die Sehne läßt sich gut am eigenen Fuß durch deutliches Zurückbiegen der großen Zehe ertasten und verläuft unterhalb des Großzehenballens auf die Ferse zu. Es wird nicht in die gestreckte Sehne gearbeitet, sondern am medialen Rand (= auf die Fußpaarmitte zu) entlang, beginnend auf der Höhe der 2. Querzone medial.

Die *Blasenzone* liegt als Organbild der Körpermitte in der Fußpaarmitte, d. i. rechts und links an der Innenseite der Füße, unterhalb der inneren Knöchel (Schambeinfuge). Da die Segmentbeziehungen zwischen der unteren Wirbelsäule mit ihren Nervenästen und der Blase bekannt sind, ergibt sich von selbst, daß bei der Blasenzone auch die Zone der unteren Wirbelsäule mitbehandelt wird, denn sie liegt direkt darunter.

4. Die Zonen der Verdauungsorgane (Abb. 7)

Die Verdauungsorgane beginnen in der Reflexzone der *Mundhöhle* an der dorsalen Großzehenseite. Daran schließt sich die *Speiseröhre* (plantar und dorsal) als laterale Begrenzung der Großzehengrundgelenke an.

Die Zone des *Magens* wird am besten von der Fußsohle aus um die Basis des Mittelfußknochens rechts und links therapiert. Es lassen sich deutlich Mageneingang *(Cardia)* am linken, und Magenausgang *(Pylorus* oder Magenpförtner) am rechten Fuß differenzieren.

In der Nähe der Zone des Mageneingangs sind immer wieder starke Belastungen spürbar, die auch einen Teil der Herz- und Zwerchfellzone mit einschließen. Bei bindegewebsschwachen Menschen, die zu Gewebebrüchen neigen, ist an die ärztliche Abklärung einer Hiatushernie (Zwerchfellbruch) zu denken.

Die *Dünndarmzonen* sind auf der Abbildung in ihren drei Abschnitten Duodenum, Jejunum und Ileum gekennzeichnet. So exakt unterscheidbar wie auf einem abstrakten Schaubild sind sie in Wirklichkeit nicht, denn sie sind in Form, Größe und Länge jeweils dem Inhalt und dem vorhandenen Tonus angepaßt. Eine Diskrepanz zwischen der theoretischen Darstellung und dem individuellen Fuß läßt sich deshalb nicht immer ganz vermeiden.

Wir besitzen aber mit dem *Pylorus* und der *Bauhinschen Klappe* (Übergang vom Dünn- zum Dickdarm, deshalb auch Ileo-Zökalklappe genannt) zwei verläßliche *Fixpunkte,* zwischen denen sich die Reflexzone der gesamten Dünndarmschlingen am rechten und linken Fuß ausbreitet.

Hinweis

Die Dünndarmzonen sind oft daran zu erkennen, daß sich beim *Sichtbefund* eine *Quellzone* auf den Keilbeinen 1, 2 und 3 (s. Abb. 2, Knochen des Fußes) auf der Fußsohle ergibt. Dr. med. H. MOZER [7] hat die Keilbeine häufig aus Gründen der statischen Fehlbelastung reponiert. Wir konnten an einer Vielzahl von Patienten beobachten, daß sich dadurch der Zustand des Dünndarmes erheblich gebessert hatte, denn es wurden mit der statischen Ordnung des Fußes zugleich die Reflexzonen des Dünndarmes günstig beeinflußt.

Die Zone der *Appendix* (Blinddarm genannt) läßt sich einen Querfinger fersenwärts unterhalb der Basis des rechten 5. Mittelfußknochens auf der Sohle auch am eigenen Fuß gut ertasten. Dieser plantaren Stelle gegenüber befindet sich die dorsale Appendixzone, die häufig leichter therapierbar ist. Bei hochgradiger Empfindlichkeit dieser Zone und bei entsprechenden Begleitsymptomen des Abdominalbereiches ist der Arzt zu informieren (Appendizitis?).

Die *Bauchspeicheldrüse* läßt sich am Fuß nur schwer finden. So wie sich dieses Organ auch im Bauchraum oft der Palpation entzieht, gibt es auch vom Fuß her keine eindeutigen diagnostischen Hinweise. Sie gehört mit in die Funktionseinheit des Oberbauches und wird beim Erarbeiten der Zonen Magen, Duodenum, Leber immer mit erfaßt. Bei Diabetes mellitus ist eine besonders enge Zusammenarbeit mit dem Arzt erforderlich.

Die Zonen des *Dickdarmes* ziehen sich plantarwärts vom rechten äußeren Fußwurzelgebiet — *aufsteigener Dickdarm* — quer durch alle 10 Körperzonen — *querliegender Dickdarm* — bis zum linken äußeren Fußwurzelgebiet — *absteigender Dickdarm* —. Die Zone des *Sigmoids* leitet über in das *Rektal-Analgebiet*. Diesem kommt eine besondere Bedeutung zu, denn es erweist sich auch dann oft als sehr schmerzhaft, wenn keine Hämorrhoiden vorhanden sind, z. B. bei Analekzem, Prolaps, Fissuren, Geschwulstbildungen und anderen akuten oder chronischen Beschwerden des kleinen Beckens.

Hinweis

Die Erfahrung hat gezeigt, daß sich vegetative Belastungen oft in einer Verspannung und Verkrampfung der Ringmuskulatur des ganzen Körpers äußern, speziell auch im Gebiet des Afterschließmuskels. Deshalb empfiehlt sich bei jedem Patienten mit abnormen neuro-vegetativen Erscheinungen die Überprüfung und Behandlung dieser Zonen.

Die Zone der *Leber* liegt im rechten Vorfuß und weist an ihrer unteren Begrenzung in Körperzone 3—4 die *Gallenblasenzone* auf. Deren Lage läßt sich am *Fußrücken* in der rechten Oberbauchzone generell besser ertasten und reagiert dort auf unvorsichtigen Druck manchmal mit einem Hämatom.

Hinweis

Nach unseren Beobachtungen entstehen *Hämatome* am Fuß durch die Therapie bevorzugt an solchen Organstellen, die überlastet oder erkrankt sind. Diese Zonen werden bei einem Bluterguß weich mit in die Arbeit einbezogen, damit sich die Stauung und der daraus resultierende Schmerz verliert.

5. Die Atmungsorgane (Abb. 8)

Die *Atmungsorgane* beginnen wie der Verdauungstrakt im Gebiet des *Mund/Nasenraumes*. Es schließt das *Luftröhren-* und *Bronchialgebiet* lateral vom Großzehengrundgelenk bis zur Hälfte der Mittelfußknochen von plantar und dorsal an. Diese Zonen sind dieselben wie die der Speiseröhre. Von dort aus beginnen die großen Felder der *Bronchial- und Lungenzonen,* die sich über das ganze Mittelfußgebiet erstrecken.

Obwohl das *Zwerchfell* einen sehr weiträumigen gewölbten Muskel im ganzen Brustraum darstellt, bieten sich als reflektorische Stellen zwei *Maximalpunkte* direkt unterhalb des Quergewölbes, etwa in Körperzone 2 und 3, als beste Beeinflussungsstelle des ganzen Zwerchfells an.

Diese Zone ist identisch mit dem wichtigen vegetativen Zentrum des *Sonnengeflechts* (Plexus solaris). Auch dabei wird lediglich der

Maximal- oder Schlüsselpunkt erfaßt, von dem aus eine gezielte Wirkung im ganzen Ausstrahlungsbereich des Plexus solaris entsteht.

Hinweis

Geschwächte Patienten, die den Reiz einer normal ausgeführten Reflexzonenmassage am Fuß schlecht verarbeiten können, reagieren sehr positiv auf einen *wiederholten* einfühlsamen Griff in den Zonen des Zwerchfells. Die Arbeit wird noch differenzierter, wenn der *Atemrhythmus* berücksichtigt wird: Mit der Einatmung Aktivierung der Zwerchfellzone so weit als gut verträglich, mit der Ausatmung Nachlassen des Kraftaufwandes. Auf diese Weise *vermindert* sich die generelle *Schmerzempfindlichkeit* überzeugend innerhalb von wenigen Minuten.

6. Das Herz (Abb. 9)

Das *Herz* hat seine Reflexzone einerseits als Organ, andererseits als segmentale Bezugszone. Die organische Herzzone schließt die Brustbeinzone von dorsal und die obere Brustwirbelzone von plantar ein. Nach links geht sie direkt in die Bezugszonen über; d. h. daß die *Herzbezugszone* an der linken Fußsohle identisch ist mit der linken Schultergürtelzone und am linken Fußrücken mit dem linksseitigen Brustkorbgebiet bis zum Schultergelenk.

Die Erfahrung hat gezeigt, daß die Herzbezugszonen therapeutisch genauso wirksam sind wie die Organzonen. Das deckt sich mit vielen anderen Therapieformen, wo über cuti-viszerale oder segmentale Bahnen behandelt wird.

Bei der Herzzone gilt im besonderen Maße die Regel „Erregtes beruhigen — Erschlafftes anregen".

Auch die *Arndt-Schulz'sche biologische Grundregel* („Kleine Reize fördern, große hemmen, größte lähmen") findet bei Herzerkrankungen spezielle Bedeutung.

Als Drittes kann der Therapeut gerade bei Patienten mit Herzerkrankungen lernen, sich vom Symptom zu lösen und in kausalen Zusammenhängen zu denken: Vielfach sind nämlich Organe der Verdauung, der Statik oder des Endokriniums am Entstehen der Herzbeschwerden mitbeteiligt und somit wichtig für die Umstimmung.

7. Die Zonen der lymphatischen Organe (Abb. 10) lassen sich für das Kopf/Halsgebiet an den einzelnen Schwimmhautfalten von dorsal

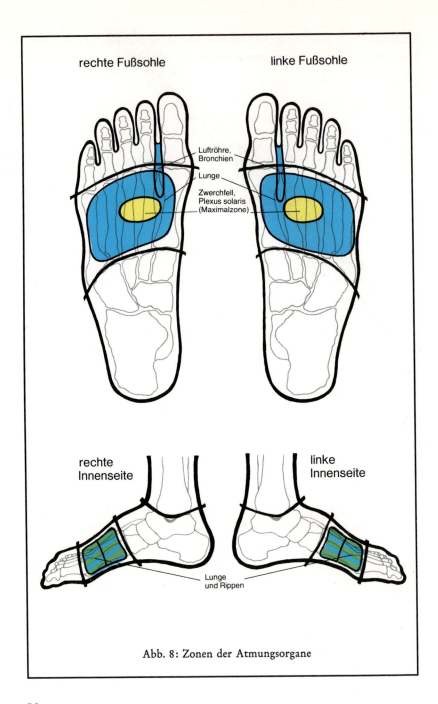

Abb. 8: Zonen der Atmungsorgane

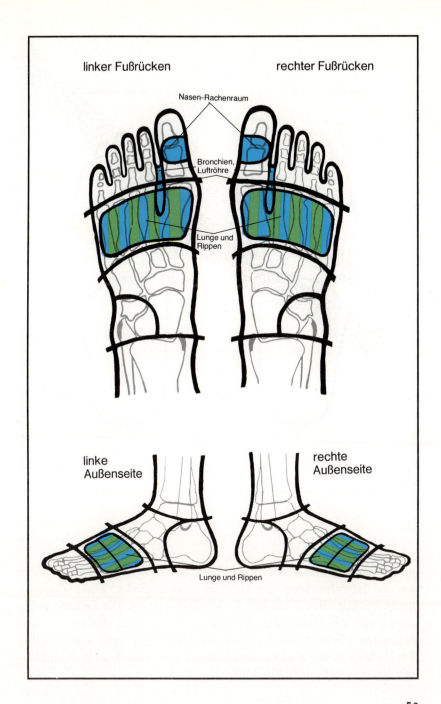

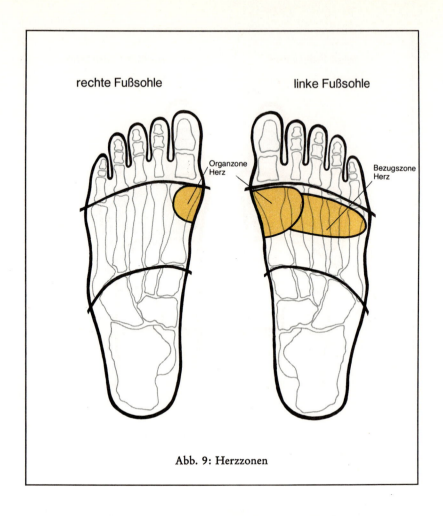

Abb. 9: Herzzonen

und plantar ertasten. Besonders auffällig ist dabei die *Tonsillarzone* an der lateralen Seite des Großzehengrundgliedes. Diese Zone ist heute bei fast allen Menschen empfindlich gestört. Die Gründe dafür liegen auf der Hand: Das Lymphsystem ist eines der am meisten belasteten Fließsysteme im Menschen, da Eigen- und Umweltgifte, Ernährungsfehler, Medikamentenabusus und unterdrückte Krankheiten dieses System stark überfordern.

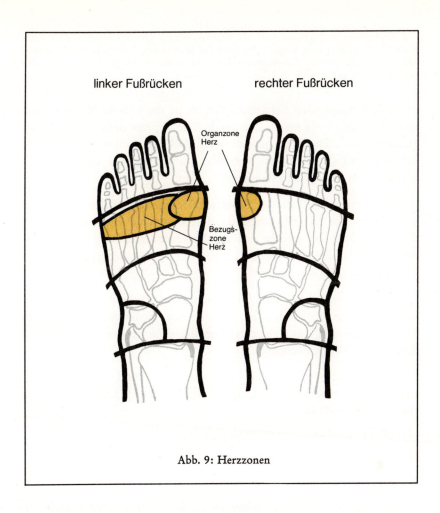

Abb. 9: Herzzonen

Hinweis

Bei der Therapie der Tonsillarzone wird oft beobachtet, daß die Reflexzone selbst dann noch Schmerzen verursacht, wenn die Tonsillen operativ entfernt wurden. Das mag auf den ersten Blick widersinnig erscheinen. Zwei Gründe sprechen jedoch dafür:

1. Durch die Entfernung eines Organs wird eine Narbe gesetzt, die sich als schmerzhafte Reflexzone auswirken kann (Störfeld).

2. Das Organ verfügt auch nach der Operation noch über ein individuelles Energiefeld, das gestört sein kann; (allgemein bekannt durch Patienten mit Phantomschmerzen). Die gleichen Überlegungen bezüglich gestörter Energiefelder und Fokalintoxikationen gelten auch für alle anderen Narben.

Nach Aussage eines bekannten Arztes ist der kranke Mensch „nach einer Operation oft genau der gleich Kranke, nur ohne dieses betreffende Organ". Das heißt jedoch nicht, daß nicht unter lebensbedrohlichen Umständen oder mit spezieller Indikation eine Operation das kleinere von zwei Übeln sein kann.

Am proximalen Teil der Schultergelenkszonen finden sich dorsal und plantar die *Lymphknoten des Axillargebietes*. Die *Lymphknoten* der *Leistenbeuge* erstrecken sich auf der Querverbindung zwischen innerem und äußerem Knöchel, d. i. von der Symphysengegend bis zum Hüftgelenk.

Da im Kleinbecken- und Oberschenkelbereich eine Fülle lymphatischer Gefäße vorhanden ist, werden die medialen und lateralen Fersenanteile und das Gebiet der Achillessehne bei der lymphatischen Entstauung mit einbezogen.

Die *Milzzone* befindet sich in Körperzone 4 und 5 unterhalb der plantaren Herzbezugszone links. Nach unseren Erfahrungen ist sie druckschmerzhaft bei

chronischen und akuten Entzündungsprozessen und Infektionen,

bei *krankhafter Blut- und Lymphzusammensetzung,*

bei *allen Formen der Allergie,* und

bei *bestimmten Herzerkrankungen* (z. B. bei Herzinfarktgefährdeten) und *Oberbauchbelastungen.* Sie ist viel häufiger empfindlich als vermutet wird.

8. **Die innersekretorischen Drüsen** (Abb. 11) sind gemäß ihrer Lage im Körper über den ganzen Fuß verteilt:

Die *Hypophyse* (Hirnanhangdrüse) liegt innerhalb der Großzehenbeeren an der Stelle, an der die konzentrisch angeordneten Ringe oder Bögen der Hautrillen (wie sie vom Fingerabdruck als Papille bekannt sind) ihren Mittelpunkt haben.

Hinweis für blinde Therapeuten

Diese Stelle entspricht der höchsten Erhebung in der Großzehenbeere ((Papille), die durch sanftes Abtasten gut ermittelt werden kann, auch wenn sie durch Schuhwerk und Körpergewicht etwas auf die Seite geschoben wird.

Die Zone der *Schilddrüse* (zugleich vorderes *Halsgebiet*) gruppiert sich um die beiden Großzehengrundgelenke von dorsal und plantar und muß bei Erkrankungen (z. B. Thyreotoxikose) vorsichtig behandelt werden, da bei solchen Patienten das Vegetativum überempfindlich reagiert.

Die *Bauchspeicheldrüse*, teils Verdauungsorgan, teils Organ mit innerer Sekretion, wurde im Abschnitt Verdauungsorgane besprochen.

Die *Nebennieren* lassen sich in ihrer Lage kaum von den Zonen der Nieren unterscheiden, denn sie sind mit diesen im oberen Teil in direkter Verbindung.

Die *Nebennierenzonen* erweisen sich nicht nur bei Nierenkranken druckempfindlich, sondern auch beim gesamten *rheumatischen Formenkreis* und bei *allergischen Erkrankungen* (Cortison!). Das erklärt die Häufigkeit der dort ermittelten Schmerzbefunde.

Die *Genitalzonen* umfassen die am Fuß medial und lateral in Knöchelnähe angeordneten Organe: Die *medialen* sind *Uterus* mit *Vagina* (Scheide), *Prostata* und *Testes* (Hoden), die *lateralen* sind die *Ovarien*. Die *Hoden* sind hier noch einmal als Bezugszonen tastbar, da sie entwicklungsgeschichtlich aus dem Leistenkanal kommen.

Die gesundheitliche Betreuung von Frauen *während und nach der Schwangerschaft* mittels Reflexzonenmassage ist besonders lohnend und kommt nicht nur der Mutter, sondern sicher auch dem Kind zugute. Da die normale Schwangerschaft selbst keine Krankheit darstellt, kann nach unseren jahrzehntelangen Erfahrungen ohne Bedenken reflektorisch gearbeitet werden. Bei Risikoschwangerschaften entscheidet allein der Arzt. Frauen sind während der Schwangerschaft jedoch nicht immer gesund. Die auftretenden Stauungen venöser, lymphatischer oder statischer Natur, Herz- und Atembelastungen und Verdauungsprobleme, sprechen sehr gut auf die Therapie an. Die Entbindung und die Rückbildung der Organe verläuft in der Regel problemloser und natürlicher. Auch die Stillperiode kann verlängert werden [8].

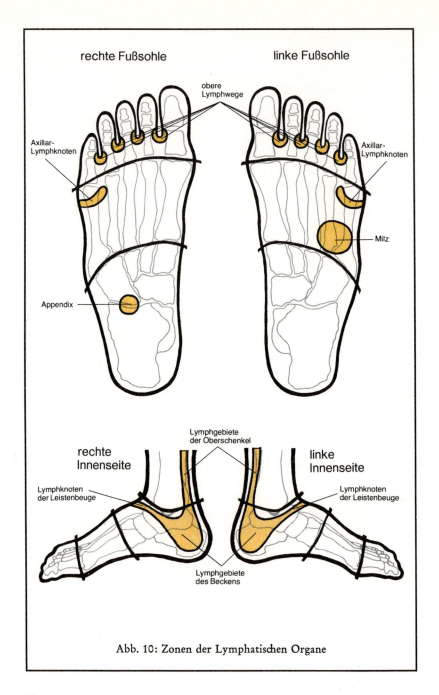

Abb. 10: Zonen der Lymphatischen Organe

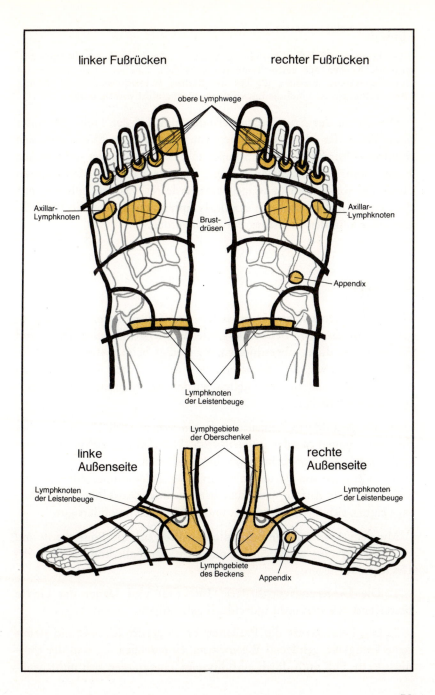

Hinweis

Erfahrungsgemäß läßt sich auch ein Wander- oder Leistenhoden (Kryptorchismus) bei Knaben mit guten Resultaten behandeln. Alle in Frage kommenden Kausalreflexzonen beachten (2. Teil des Buches: Indikationshinweise)! Manche Eltern nehmen diese kindliche Entwicklungsstörung nicht wichtig genug.

Die Zonen der *Brustdrüsen* befinden sich auf der Höhe des mittleren Teiles der Mittelfußknochen von dorsal. Beim prämenstruellen Syndrom (Anschwellen und Schmerzen der Brust vor der monatlichen Regel) sind die Patientinnen meist bis zur nächsten Menstruation durch die Reflexzonenmassage beschwerdefrei. Zusammenhänge mit dem Genitalgebiet und den Axillarlymphknoten bieten die Möglichkeit einer kausalen Erfassung der Beschwerden.

Überblick

Mit dem systematischen Durchtasten der Zonen dieser acht Organgruppen ist die *erste Behandlung,* die dem *Erstellen eines Sicht- und Tastbefundes* dient, abgeschlossen. Es genügt beim ersten Behandeln, die Zonen *einmal zu prüfen;* erst von der weiteren Behandlung an werden die schmerzhaften Stellen wiederholt während der Behandlung durchgearbeitet.

In die geschilderte Reihenfolge lassen sich je nach Disposition des Patienten immer wieder *ausgleichende Streichungen* einfügen. Wann und wie oft sie dazwischengeschaltet werden müssen, ist ablesbar an den Reaktionen des Patienten währen der Behandlung. Als kontaktaufnehmenden Anfang und zum beruhigenden Ausklingen der Massage eignen sich die Streichungen und Dehnungen besonders gut.

Mit dem Abschluß der Behandlung sollten sich die Füße *warm und wohlig entspannt* anfühlen. Ist das nicht der Fall, können zweierlei Ursachen vorliegen:

1. Die Dosierungsvorschriften, Intensität und Dauer der Griffe betreffend, wurden nicht individuell gehandhabt.

2. Die Lebenskraft des Patienten ist so geschwächt — und damit seine Fähigkeit, genügend Eigenwärme zu erzeugen —, daß der chronisch kalte Fuß auch durch einfühlsames Therapieren sich nicht genü-

gend erwärmen kann. Hierbei ist für eine passive Wärmezufuhr mittels Fußbad, Lichtkasten etc. zu sorgen, jedoch erst *nach* der Behandlung.

Ein Kranker, der sich mit kalten Füßen auf den Heimweg begibt, kann keine optimale Regeneration und Stabilisierung seines Zustandes erwarten! Oft entfaltet sich die Fähigkeit der Wärmeregulation jedoch schon nach einigen Behandlungen und zeigt damit die Fortschritte in der Therapie an.

Genauso wie Streichungen können lockernde und die Statik entlastende Griffe an den einzelnen Zehengelenken, am Mittelfuß oder an den Fußwurzelknochen eingefügt werden.

Hinweis

Dem Öffnen der Zehen in den Grundgelenken gebührt dabei besondere Beachtung. Die Anpassung des Gelenkinnendruckes an den atmosphärischen Druck ist akustisch wahrnehmbar und bedeutet, daß die Gelenkflächen ihre normale Spannung haben. Wir bedienen uns dieses Griffes aus folgenden Gründen:
1. Da die Zehengrundgelenke reflektorisch der oberen Begrenzung des Schultergürtels zugeordnet sind, können durch die hergestellte Beweglichkeit dieser Gelenke Spannungen im Schultergürtel abgebaut werden.
2. Durch die mehr oder minder deutlich auftretende Belastung des Patienten bei diesem Griff kann abgelesen werden, ob er vegetativ geordnet oder labil ist. Wenn er geschwächt ist, kann sich das in spontanem Schweißausbruch zeigen.
3. Falls ein Gelenkspalt sich nicht relativ mühelos öffnen läßt, liegt nahe, daß in der zugeordneten Längskörperzone von Kopf/Hals sich ein Focus befindet, entweder im Zahn/Kieferbereich, als Narbe oder als chronisch entzündetes Organ.
4. Die Statik des Fußes wird dabei geordnet.

Sofort nach Abschluß der ersten Reflexzonenmassage wird der erhobene *Befund notiert,* denn er kann als lockerer Leitfaden für die folgenden Behandlungen verwendet werden. Das enthebt den Therapeuten jedoch nicht davon, sich bei jeder folgenden Massage aufs neue den veränderten Gegebenheiten anzupassen, denn die Therapie darf nicht im Schematischen stagnieren. Viel wichtiger als der einseitige Blick auf die vorausgegangenen Aufzeichnungen ist die *spontane Übersicht* über die neuerliche Reaktionslage des Patienten, zu deren Erkennen seine subjektiven Schilderungen beitragen können (Abschnitt „Reaktionen"). Im Lauf der längeren Erfahrung wird dadurch die Therapie vom handwerklichen auch auf ein kreatives Niveau gehoben und läßt sich somit individueller gestalten.

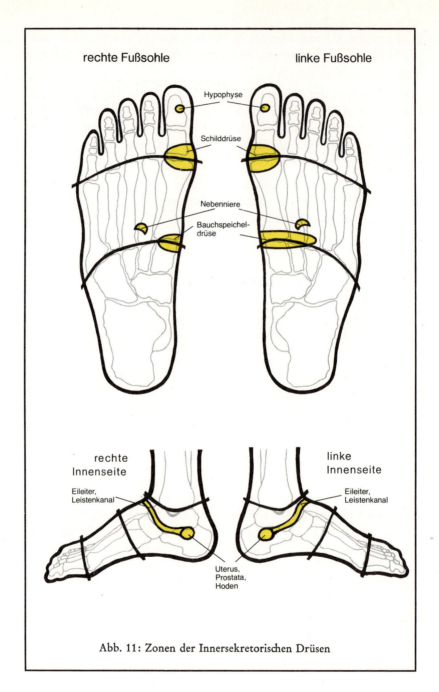

Abb. 11: Zonen der Innersekretorischen Drüsen

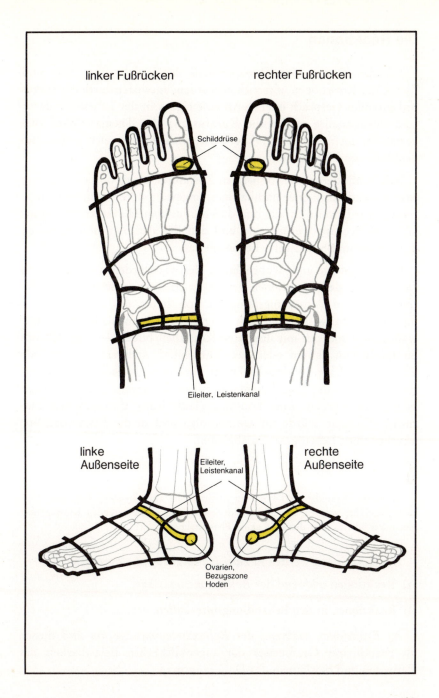

Die Reaktionen

Mit dem Beginn der Therapie muß der Patient über Sinn und Zweck der Reaktionen unterrichtet werden, entweder durch ein kurzes einführendes Gespräch oder durch eine eigens in der Lehrstätte dafür zusammengestellte schriftliche Kurzfassung des Themas. Wird dies versäumt, meint er irrtümlicherweise, Reaktionen seien etwas Bedrohliches und Negatives.

Jede Veränderung des bisherigen Zustandes, gleich ob sie angenehm oder störend, kurz oder nachhaltiger, ungestüm oder erquickend empfunden wird, weist darauf hin, daß die inneren Heilkräfte im Kranken angesprochen worden sind und daß das Auflösen und Ausleiten der Toxine und Schadstoffe begonnen hat.

Das Erkennen und Wahrnehmen der verschiedenen *Formen* und *Intensitäten* der Reaktionen erfordert eine gut geschulte Beobachtungsgabe und Anpassungsfähigkeit von seiten des Behandlers. Er muß vor allem wissen, daß sich einerseits der kranke Mensch ständig wandelt — und sich mit ihm seine Krankheitsbilder! — und daß sich im Laufe von Jahren oder gar Jahrzehnten andererseits auch jede Therapie und ihre praktische Durchführung zusammen mit dem Patienten ändern und modifizieren muß, um der jeweils neuen Situation gerecht zu werden. Eine konstant gleichförmig durchgeführte manuelle Therapie würde ins Unlebendige und in die Erstarrung von rhythmischen Lebensgesetzen abgleiten.

Hinweis

Chronische Krankheiten können in keinem Fall auf *direktem* Wege der Heilung zugeführt werden, sie müssen sich immer den regenerierenden Umweg über eine mehr oder minder deutliche akute Phase bahnen.

Die Reaktionen werden in *zwei Hauptgruppen* eingeteilt:

A) Reaktionen *während* der *Reflexzonenmassage,*

B) Reaktionen in den Behandlungs*intervallen.*

A) *Reaktionen während der Reflexzonenmassage am Fuß* dienen als brauchbarer Gradmesser der augenblicklichen Belastbarkeit des Patienten und bestimmen das *Dosierungsmaß.*

a) *Subjektiv* zu wertende Reaktionen sind ablesbar
1. an der sich verändernden Mimik —
2. durch akustische Hinweise des Seufzens, Stöhnens, Jammerns, Lachens —
3. an Gesten und Gebärden, die Unruhe, starken Schmerz oder Erschrecken ausdrücken —
4. durch sichtbares Verspannen verschiedener Muskelgruppen, bzw. des ganzen Menschen.

b) *Objektiv* zu wertende Reaktionen:
   1. Der spontan und profus auftretende *Handschweiß* als Hinweis, daß der Patient sehr empfindlich, d. h. vegetativ dyston und labil reagiert.
   2. Als Variante und Steigerung des Handschweißes: *Schweißbildung* an bestimmten *Hautabschnitten* oder *Segmenten* (cuti-viszerale Reize) oder am ganzen Körper.
   3. *Kältegefühl*, das in den Extremitäten beginnt und sich bis zum Rumpf hin ausbreiten kann.

Wichtig: Kälte ist ein Zeichen, daß die Grenze der Belastbarkeit bereits *überschritten* wurde! Augenscheinlich ist ein Gefäßspasmus erzeugt worden, der eine mangelhafte Blutversorgung der Körperdecke zur Folge hat.

   4. Sehr selten: *Inneres Vibrieren*, das sich im Extremfall steigern kann bis zum *Zähneklappern, tetanie-ähnlichen Verkrampfungen* oder zum *Kreislaufversagen*.

Sowohl die subjektiv als auch die objektiv zu beurteilenden Reaktionen sind Hinweise auf die persönliche Vitalität und erfordern ein waches Einfühlen in die augenblickliche Situation, um zu starke Reaktionen zu vermeiden. Das heißt jedoch nicht, daß jede der genannten Reaktionen das Abbrechen der Behandlung zur Folge haben muß. Sie werden lediglich die Intensität und Dauer der jeweiligen Reflexzonenmassage beeinflussen. Die Schmerzgrenze, die beim Einzelnen sehr verschieden liegt, sollte in der Regel jedoch erreicht werden. Es ist die Kunst eines guten Therapeuten, ein harmonisches Maß zu finden zwischen seiner Kraft und der Möglichkeit des Kranken, dieses Kraftangebot richtig auszuwerten.

Sollte der Patient trotz gut dosierter Therapie unerwartet mit überschießenden Reaktionen antworten (Punkt 4 — objektiv zu wertende Reaktionen), bieten sich folgende Griffe zur Wiederherstellung seines Energiegleichgewichtes an:

Erste-Hilfe-Maßnahme:

1. Ruhe und Übersicht bewahren! Ein überängstlicher Therapeut wirkt abbauend auf den Kranken. Seine Unsicherheit überträgt sich auf ihn. Arndt-Schulz'sche biologische Lebensregel beachten: Kleine Reize fördern, große hemmen, größte lähmen.

2. Ruhige Streichungen an beiden Füßen durchführen.

3. Dehnen beider Beine an die Fersen: Atemanregende Wirkung. Immer mit untergelegten Knierollen durchführen, da bei ganz „gerade" liegenden Beinen die dreidimensionale *Dehnung* zum falschen zweidimensionalen, mechanischen *Zug* wird.

4. Weiches Aktivieren der Reflexzonen Plexus solaris (= auch Zwerchfell) mit beiden Daumen gleichzeitig.

5. Anregen und Ordnen der Reflexzonen folgender innersekretorischer Drüsen: Hypophyse (allen anderen übergeordnete Hormondrüse), Nebenschilddrüsen — dieselbe Zone wie Schilddrüse (Anheben des Kalziumspiegels im Blut), Nebenniere (Anregung der Adrenalinausschüttung).

Punkt 5 kommt seltener zur Anwendung, da der Patient sich meist rasch erholt, wenn seine Atmung und dadurch auch die Herztätigkeit wieder geordnet worden sind.

Falls der Patient weiterhin Kühle verspürt oder sich kühl anfühlt, sollte ihm passiv mehr Wärme zugeführt werden in Form von Wolldecken, Wärmeflaschen oder Lichtbogen. Sehr wirksam sind die beruhigenden warmen Hände des Therapeuten, die den Fuß ganz annehmen, so daß der Kranke merkt, daß er „in guten Händen" ist.

Die Behandlung wird in diesem Fall nicht weitergeführt, der Patient bleibt solange ungestört und gut beobachtet liegen, bis er sich ganz erholt hat. Die in jedem Menschen vorhandene innere Selbstheilkraft wird auch über die Behandlung hinaus regenerierend wirken.

B) Die Reaktionen in den Behandlungsintervallen

Sie geben Aufschluß über die jeweilige Wirkung der einzelnen Reflexzonenmassagen am Fuß und zeichnen sich durch große Vielfalt aus. Sie werden häufig zwischen der 2. und 6. Behandlung wahrgenommen und dauern meist Stunden, in Ausnahmen Tage. Manche Patienten antworten allerdings bereits nach der ersten Behandlung mit Reaktionen, andere wiederum erst nach der achten oder zehnten.

Solange die Reflexzonenmassage in der richtigen Reizschwelle bleibt, sind sämtliche Auswirkungen in den Behandlungsintervallen als erwünschte und erwartete *Heilreaktionen* anzusehen. Das gilt auch dann, wenn sie *vorübergehend unangenehm* oder *schmerzhaft* sind. Sie vermitteln ein deutliches Bild der *früheren* und *jetzigen Belastungen* des Patienten.

Falls Reaktionsschübe unvermittelt heftig auftreten, können sie abgeschwächt werden entweder

durch besonders vorsichtiges Dosieren der nächstfolgenden Behandlung oder

durch Auslassen eines Behandlungstermines, damit der Organismus mehr Zeit und Gelegenheit hat, die gesetzten Heilreize zu verarbeiten.

Die Möglichkeiten der Reaktionen in der Zeit zwischen zwei Reflexzonenmassagen sind an die jeweilige Person und ihren Krankheitshintergrund gebunden. In Betracht kommen üblicherweise eine oder mehrere gemeinsam auftretende Formen wie folgt:

1. Der Patient fühlt sich intensiv *entspannt*, sein *Schlaf* wird erholsamer und ruhiger, seine körperliche und geistige *Spannkraft* nimmt zu. Der Schlaf kann allerdings vorübergehend auch unruhiger werden.

2. Die *Haut* wird aktiver, sondert vermehrt und übelriechenden Schweißgeruch ab; ab und zu zeigen sich Eiterbläschen oder Nesselausschlag; ganz selten wird der Organismus zur Bildung eines Furunkels angeregt. Der Haut- und Gewebetonus kann sich ganz erheblich regenerieren, so daß die Gesamterscheinung besser durchblutet und gesünder wirkt.

3. Die *Nieren* scheiden mehr Harn aus. Er wird trüber, riecht auffällig und bildet bei längerem Stehen einen deutlichen Satz.

4. Die *Darmausscheidungen* werden voluminöser und häufiger, teils übelriechend, schleimig und mißfarben, oft mit *Blähungen* verbunden.

5. Die *Nasen-, Rachen- und Bronchialschleimhäute* reinigen sich, indem sie Sekrete auswerfen, vielfältig in Farbe, Geruch und Konsistenz.

6. Bei Frauen kann sich Fluor (Ausfluß) zeigen, manchmal so scharf und konzentriert, daß er das umgebende Gewebe entzündet oder wund werden läßt.

7. Kurzfristig kann ein *Fieberschub* auftreten. Dies wird als Mobilisierung der körpereigenen Abwehrkräfte verstanden, um Belastungsstoffe zu verarbeiten. In diesem Fall ist Fieber kein Krankheitszeichen und soll nicht künstlich unterdrückt werden.

8. *Zahnherde* und störende *Narben* können sich durch Schmerzen oder Sekrete bemerkbar machen.

9. *Alte Krankheiten,* die früher nicht vollständig ausgeheilt oder die unterdrückt worden sind, können wieder für kurze Zeit aufflackern. In manchen Fällen kann eine ganze Reihe früherer Krankheiten kurzfristig reaktiviert und zum endgültigen Ausheilen angeregt werden (Abbau der in den Depositionsphasen nach Dr. med. H. RECKEWEG angehäuften Noxen [9]).

10. *Seelische Umstimmungen* können sich in einer breiten Skala äußern; sie reicht von befreiendem Ausweinen bis zur Aussprache von Problemen.

Es ist von der Natur oder dem „inneren Arzt" nach PARACELSUS so eingerichtet, daß die *Ausscheidungsorgane* im wesentlichen die Schienen liefern, auf denen die manchmal jahrelang abgelagerten Stoffwechsel-Schadstoffe oder gespeicherten Toxine abtransportiert werden können.

Es ist selbstverständlich, daß jeder durch den Ablauf der Reaktionen sich ergebende *Verdacht auf schwerwiegende Krankheiten* dem Arzt mitgeteilt werden muß. Der verantwortungsvolle Therapeut muß seine Grenzen kennen. Es spricht für seine ernsthafte Einstellung zum Beruf, wenn er sich im Zweifelsfalle eher einmal zu oft als einmal zu wenig ärztlichen Rat einholt. Er wird sich dadurch um so sicherer im Rahmen seiner Möglichkeiten bewegen und sich das Vertrauen seiner Patienten erhalten.

Generelle Ursachen für Fußbeschwerden

Es gibt eine Reihe von äußeren und inneren Anlässen, die den Fuß belasten können. *Ob* und *wann* sich daraus im Fuß bleibende abnorme Zonen ergeben, hängt von *Dauer* und *Intensität* des Reizes und von der *Vitalität* des Menschen ab.

1. *Überbeanspruchung* (extremes Wandern, Laufen, einseitiger Sport).

2. *Übermüdung* (stehende Berufe, Betonböden).

3. *Augenblickliche Störung* (Verletzungen, Schnitte, eingetretene Gegenstände, Stacheln, Frakturen, Distorsionen).

4. *Ererbte Disposition* (geschwächtes Bindegewebe, Platt-, Senk-, Spreiz-, Knick- oder Hohlfuß).

5. *Allgemeine Durchblutungsstörungen* (Krampfadern, Paresen, Ulcus cruris, Raucherbein, intermittierendes Hinken).

6. *Rheumatisch-gichtische Erkrankungen* im ganzen Organismus, die sich bis in die Füße auswirken können („Gichtzehen").

Auch wenn sich daraus nicht immer direkte Rückschlüsse für die Reflexzonen ergeben, bedeuten allgemeine Fußschäden immer auch eine Schwächung und Beeinträchtigung des Gesamtbefindens.

Spezielle Beobachtungen am Fuß

Der Therapeut verschafft sich einen Überblick über die Füße auf zweierlei Weise:

1. durch den *Tastbefund* (besprochen im Kapitel: Der Griff als Arbeitsgrundlage),

2. durch den *Sichtbefund*.

Der *Sichtbefund* ist als *Ergänzung* des *Tastbefundes* zu verstehen; er *allein* läßt noch *keine objektiv verwertbaren Rückschlüsse* auf die Beschwerden des Menschen zu.

Hinweis

Der Anfänger wird zuerst Mühe haben, auf kleiner Fläche zu beobachten, tasten und zu differenzieren. Das ist eine Angelegenheit der Übung und Erfahrung. Er wird rasch erkennen, daß der Fuß zwar bei jedem Menschen grundsätzlich den *gleichen* anatomischen Aufbau hat, daß sich daneben jedoch ganz *persönliche Merkmale* zeigen. Deshalb ist die Arbeit am Fuß nie monoton und langweilig, da der Therapeut immer dem unverwechselbaren und individuellen Bild des Menschen im kleinen Umfang seines Fußes begegnet und er außerdem die Ergebnisse seiner Bemühungen an den Reaktionen ablesen kann.

Der Sichtbefund

Alle vom Normalen *abweichenden* Erscheinungen am Fuß in *Farbe*, *Form*, *Gewebetonus* und *Temperatur* können Ausdruck einer reflektorischen Störung sein, wenn sie *länger als einige Wochen* bestehen.

Der Sichtbefund läßt sich erheben:
1. am *Knochengerüst*
2. an der *Gewebebeschaffenheit*
3. an der *Haut*.

1. Der Sichtbefund des Knochengerüstes

Die Bedeutung des Fußes als tragendes Gewölbe für den ganzen Menschen ist bekannt und wird in vielen Arten der physikalischen Therapie, der Orthopädie und der Chiropraktik gewürdigt. Dort wird der Fuß vorwiegend aus der Perspektive der *statischen Zusammenhänge* gesehen. Diese Betrachtung ergänzt das Wissen über die Reflexzonentherapie, obgleich sie von einem anderen Gesichtswinkel erfolgt. Denn:

Veränderungen im Skelett des Fußes bedeuten zur selben Zeit Störungen in der energetischen Versorgung der Reflexzonen. Daraus ergibt sich, daß zwischen *Fehlhaltungen im Knochengerüst des Fußes* und *reflektorischen Organbelastungen* häufig ein wechselwirksamer Zusammenhang entsteht.

Beispiele

a) Ein durchgetretenes, *gespreiztes Quergewölbe* kann die Zonen des *Schultergürtels* und der *Atmungsorgane* beeinflussen; am rechten Fuß außerdem *Leber/Gallenblase*, am linken das *Herz*.

b) Der *Senk- oder Plattfuß* kann alle Zonen der *Wirbelsäule* stören.

c) Ein *Hallux valgus* wirkt sich aus in der Zone der *Halswirbelsäule*, des *Nackens*, der *Schilddrüse* und des *Herzens*.

d) *Hammerzehen* und andere Zehendeformierungen belasten die Zonen aller *Kopforgane*, auch die *Zähne und Sinusbereiche*.

e) *Zehennägel*, die von Nagelmykose befallen sind oder stark in Form und Konsistenz vom Normalen abweichen („Holznägel"), weisen ebenfalls auf *Kopfbelastungen* hin.

f) Verletzungen oder Stauungen an den *inneren und äußeren Knöcheln* und an der Ferse stehen reflektorisch mit der gesamten Energieversorgung des *kleinen Beckens* und der *Hüftgelenke* in Verbindung.

g) Durchgetretene Keilbeine belasten die *Darmzonen*.

2. Der Sichtbefund der Gewebebeschaffenheit

Am Fuß zeigen sich vor allem *lymphatische Stauungen* und ödematöse Verquellungen („Wassersäckchen") im Bereich der *Knöchel*, der *Achillessehnen* und am Fußrücken in der Nähe der *Zehengrundgelenke*. Das sind die Zonen der *Becken- und oberen Brustraumorgane*.

Hinweis

Schwellungen in der Knöchelgegend werden im allgemeinen auf Nieren-, Herz- und Kreislaufstörungen zurückgeführt. Wir finden sie allerdings auch bei solchen Patienten, die erhebliche Stauungen im Becken aufweisen, *venös, arteriell, lymphatisch, nerval* oder *hormonell* ausgelöst. Ohne Zweifel ist dabei auch der Kreislauf mit belastet, häufig aber nur *sekundär*.

Herz- und Kreislauferkrankungen können sich auch im *Sichtbefund* für den Therapeuten als „Pölsterchen" um die dorsalen *linken* Zehengrundgelenke ausprägen.

3. Der Sichtbefund der Haut

Die Haut des Fußes wird am meisten strapaziert und am meisten vernachlässigt. Daher ist sie für den Sichtbefund auch so überaus ergiebig.

Bei den *Veränderungen* in der Haut ist nicht ausschlaggebend, welcher *Art* sie sind, sondern an welcher *Stelle* sie sich zeigen.

Beispiel

Ein Hühnerauge am Kleinzehengrundgelenk links spricht für eine Schulterbelastung links. Ein Hühnerauge zwischen Zehe zwei und drei rechts weist auf die rechte Augenzone hin. Ob sich nun in der Schulter- bzw. Augenzone ein Hühnerauge, eine Mykose oder eine Rhagade befindet, ist zweitrangig; die sichtbaren Veränderungen sagen in jedem Fall nur aus, daß die Schulter- bzw. die Augenzone primär oder sekundär gestört wird.

Die Haut des Fußes wird auf folgende *Veränderungen* hin geprüft: Schrunden, Warzen, Risse in den Schwimmhäuten, strahlende oder stumpfe Kälte, Fußpilz, wunde Stellen, Hühneraugen, Bläschen, Hitze, Krampfadern, Geruch, Pigmentstörungen, Rötung, Schuppen, Rhagaden, Fußschweiß, Blässe, Geschwüre (Ulcus cruris), Verhornungen, Einkerbungen, Gedunsenheit, Narben; sowie auf Form, Beschaffenheit und Farbe der einzelnen Zehennägel.

Hinweis

Stark ausgeprägte Krampfadern, die sich in unmittelbarer Nähe der Reflexzonen, also im unteren Drittel des Unterschenkels befinden, werden bei der Reflexzonenmassage am Fuß ausgespart (Phlebitis-Thrombophlebitis!). Dasselbe gilt für das Unterschenkelgeschwür.

Obwohl verschiedene äußere Einflüsse (der drückende Schuh, die Fußpilzinfektion, mannigfache ungesunde Modetorheiten, ungeeignete Textilien oder unsachgemäße Pflege) Fußbeschwerden *auslösen* können, sind sie oft *nicht* deren *Ursache*. Sie treffen meist mit einer bereits *vorhandenen Schwächung* (Disposition) bestimmter Reflexzonen zusammen. Das bedeutet, daß die *innere Bereitschaft* für die *äußere Störung* oft schon vorgelegen hat.

Beispiel

Der *Fußpilz* erstreckt sich trotz Berührung beider Füße mit dem Infektionsherd (Schwimmbad, Sauna) sehr selten über den ganzen Fuß, oft nicht einmal über sämtliche Schwimmhäute. Er wird an typischen Stellen beobachtet, die fast immer mit einer Belastung des zugeordneten Organs einhergehen. Auch wenn der Patient sich über die Belastungen nicht im klaren ist, spricht das nicht dagegen, denn er meint irrtümlicherweise, Beschwerdefreiheit und Schmerzlosigkeit bedeute Gesundheit. Fußpilz erweist sich oft hartnäckig, wenn nur äußere Behandlung stattfindet, und heilt erst dann ganz aus, wenn zur lokalen Hautbehandlung von außen das innere Milieu verändert wurde. Dazu ist die Reflexzonenmassage am Fuß in der Lage.

Hinweis

> Im Bereich des Fußpilzbefalls wird die Therapie nicht ausgeführt. Sie erstreckt sich vom gesunden Gewebe auf die kranke Region zu, soweit es hygienisch vertretbar und für den Patienten zumutbar ist.

Durch wiederholte Behandlungen verbessert sich die Durchblutung dieser Hautbezirke von der Peripherie her und entzieht den Mikroorganismen in der Haut den Nährboden. Ein ganz gesunder Fuß würde eine Pilzinfektion, falls diese überhaupt zustande käme, rasch und nachhaltig mit einem äußerlichen antifungiziden (= fußpilzhemmenden) Mittel oder besonders sorgfältiger Pflege überstehen.

Der *Fußpfleger,* der in einigen Ländern Europas eine jahrelange intensive Ausbildung absolviert, ist ein *unentbehrlicher Mitarbeiter* des Therapeuten, besonders dann, wenn er die Grundlagen der Reflexzonenmassage am Fuß kennt. Er darf *keine Therapie* (Behandlung von Krankheiten) damit betreiben, wird der Fuß jedoch durch gezielte Behandlung von seinem Blickwinkel her in die bestmögliche Ordnung bringen. (Entfernen der Hornschwielen und Hühneraugen, Ausfräsen des Nagelfalzes etc.)

Da auch der Sichtbefund wichtige Hinweise erbringt, ist es besser, wenn der Patient nicht *vor* der ersten Reflexzonenmassage zum Fußpfleger geht, sondern *danach.*

Die subjektive Wirkung der Reflexzonenmassage

Die prüfende Hand löst am Fuß einen Reiz im Endbereich der Nervenbahnen aus. Diese Auswirkung wird von einer gesunden, gut durchbluteten Reflexzone nicht anders wahrgenommen als eine gleichartige Gewebebelastung an einer anderen gesunden Stelle des Körpers. Sie ist nur geringfügig oder gar nicht schmerzhaft.

Wenn Reflexzonen jedoch *abnorm* sind, wird der Patient auch bei individueller Dosierung mit Schmerzen auf den Tastimpuls reagieren.

Die *Schmerzqualität* läßt sich deutlich differenzieren:

1. Die überraschendste Empfindung ist die des *stechenden, spitzen Schmerzes*, meist auf eine stecknadelkopfgroße Fläche beschränkt und oft so intensiv, daß sich der Patient vergewissern möchte, ob nicht mit einem spitzen Gegenstand oder dem Fingernagel gearbeitet wurde. Diese Art der Schmerzempfindung tritt besonders in den Zehen und Innen- und Außenseiten der Fersen auf.

2. Häufig verteilt sich der Gewebeschmerz *breitflächig* innerhalb einer oder mehrerer Zonen und wird nicht selten als „wohltuend-schmerzhaft" geschildert.

3. Ausgesprochen *schneidend* wird die Empfindung in den Schwimmhäuten der Zehen oder an den lateralen Kanten der Mittelfußknochen 5, allerdings mit ausgelöst durch den dort üblichen dehnenden, „melkenden" Griff.

Ein *gesundes* Fußgewebe besitzt einen *guten Tonus*. Das Auftreten von Schmerzen ist auch hier wie überall als *Warnsignal* aufzufassen. Dementsprechend definiert auch Dr. med. R. VOLL den Schmerz als „Schrei des Gewebes nach Energiedurchflutung" [10].

Die *subjektiven* Angaben des Patienten über seine Beschwerden müssen sich nicht unbedingt mit dem *objektiven Sicht- und Tastbefund* des Therapeuten decken.

Dies aus folgenden Gründen:

1. Der Patient schildert oft nur Einzelsymptome.
2. Er vergißt Wesentliches und überbewertet Unwesentliches.
3. Er sagt nichts über seine latenten (verborgenen) Belastungen aus, da er sie (noch) nicht spürt.
4. Durch sehr stark hervortretende Beschwerden an einem bestimmten Organ werden weniger deutlich ausgeprägte Schmerzen an anderen Organen oft übertönt. Sie treten erst dann zutage, wenn die stärkste Schmerzspitze abgetragen ist. So meint der Kranke immer wieder, die Therapie mache ihn „kränker als er vorher war", weil er in der Reihenfolge der nachlassenden stärkeren Schmerzen jeweils den nächst folgenden, bisher übertönten, wahrnehmen kann.

Der Patient glaubt meist, daß seine Krankheit erst mit dem Auftreten von Beschwerden beginnt: „Gestern abend habe ich die Erkältung gefangen"; „Am Sonntag ist das Rheuma in meine Schulter geflogen"; „Seit der Kolik bin ich wieder gallenkrank".

Das entspricht nicht der vorhandenen Situation, denn jedem spürbaren Krankheitsprozeß bzw. Leiden geht eine *Vorbereitungszeit* oder „stille Phase" voran, die Tage, Wochen, Monate oder gar Jahre dauern kann. Erst wenn es dem inneren Steuerungsprinzip auf anderem Wege nicht mehr gelingt, die Ordnung im Körper selbst herzustellen, beginnt die akute und daraus später die chronische Krankheit. Nur bei *Unfällen* ist Krankheitsbeginn und Auftreten der Beschwerden zeitgleich.

Dem Anfänger wird es manchmal schwerfallen, der Aussage des Patienten nicht mehr Wert beizumessen als dem erhobenen Befund. Er übe sich von der ersten Reflexzonenmassage an in *Eigenständigkeit*, denn er muß im Lauf der Zeit graduell immer *unabhängiger* von den subjektiven Angaben seiner Patienten werden.

Beispiel

Der Patient klagt über Magenbeschwerden und meint, er sei sonst „ganz gesund". Der objektive Tastbefund am Fuß kann jedoch ergeben, daß außer dem Magen auch der Dünndarm, die Leber, die Halswirbelsäule, das Sonnengeflecht und das rechte Knie reflektorisch abnorm reagieren. Ist sich der Therapeut seiner Sache nicht sicher, wird er unschlüssig, was nun richtig sei. In jedem Fall ist der *Sicht-* und *Tastbefund* gültiger als die Nennung eines *Symptoms*, denn wir behandeln nicht die Krankheit isoliert, sondern den *kranken Menschen als Einheit auf körperlich-geistig-seelischer Ebene.*

Deutung der abnormen Reflexzonen am Fuß

Die Feststellung einer abnormen Reflexzone (Sicht- und Tastbefund) am Fuß erlaubt Rückschlüsse auf eine Belastung des zugeordneten Organs oder der zugehörigen Organgruppe *im Augenblick der Behandlung.*

Über *Ursache*, *Art* und *Dauer* der Belastung läßt sich jedoch dadurch nichts Gültiges aussagen.

Die Hintergründe können vielfältig sein:

1. *Übermüdung* — Schmerzen im unteren Kreuz nach langer Autofahrt oder anstrengender Gartenarbeit.

2. *Überforderung* — Belastung des Herzens nach Leistungssport, des Kopfes nach intensivem Studium.

3. *Vorfeldschäden* — Die Reflexzone kann schon zu einem Zeitpunkt abnorm sein, an dem der Patient seine Krankheit noch nicht verspürt, etwa Tage vor einer akuten Halsentzündung, Wochen vor einer schmerzhaften Bewegungseinschränkung des Schultergelenks.

4. *Akuter Krankheitsprozeß* — akute Otitis media, akute Gastritis, akute Nephritis.

5. *Chronischer Krankheitsprozeß* — chronische Bronchitis, Emphysem, Myokardschaden, Tumore.

6. *Organüberfunktion* — Hyperthyreose, Hyperhidrose etc.

7. *Organunterfunktion* — Sub- und Anazidität des Magens, hormonelle Unterfunktionen.

8. *Erschlaffung, Atonie, Atrophie, Degeneration* — Gebärmuttervorfall, Wanderniere, Enteroptose, Mastdarmprolaps, Arthrosen.

9. *Ererbte Krankheitsdisposition* — angeborene Veranlagung zu Stütz- und Bindegewebsschwäche, Allergien, Erbkrankheiten.

10. *Unfälle* — Frakturen, Verletzungen, Prellungen.

Aus diesen Ursachenmöglichkeiten geht auch hervor, daß es sich bei abnormen Reflexzonen sicher nicht immer um „kristalline Ablagerungen" (E. INGHAM [4, 5]) handeln kann.

Deutungsversuch: Über die schmerzhaften Zonen, gleich, ob sie innerhalb von Sekunden (Unfall) auftreten oder sich über Wochen und Monate langsam aufbauen (chronische Prozesse), lassen sich bis heute noch keine wissenschaftlich erhärteten Erklärungen abgeben. Wir betrachten sie derzeit vom Blickwinkel der *energetischen Fehlfunktionen,* zu erkennen am *Hyper-, Hypo-* oder *Atonus* im Fußgewebe, bzw. an einer unphysiologischen Energie*fülle,* am Energie*mangel* oder an der relativen Energie*leere* im Gewebe.

Im Rahmen dieser Störungen können sich dann durchaus *sekundär* häufig verschiedene Ablagerungen, z. B. Harnsäurekristalle, bilden, wie sie E. INGHAM wiederholt in ihren Schriften anführt.

Aus den genannten Gründen hüte sich der Therapeut vor voreiligen „Diagnosen"; er strapaziert dadurch höchstens seine Glaubwürdigkeit.

Außerdem wurde beobachtet, daß bei manchen schweren psychischen Erkrankungen und bei manchen Krebskranken im Endstadium, (besonders wenn sie kobaltbestrahlt waren), die Reflexzonenmassagen am Fuß nicht immer ein exaktes Bild des vorhandenen körperlichen Zustandes wiedergeben. Ferner ist es durchaus möglich, daß sich eine Organschädigung nicht nur im Wirkungssystem der Reflexzonen einprägen muß, sondern andere „Signaturen" bevorzugt aussagen läßt, z. B. das Bindegewebe oder die Meridiane der Akupunktur.

Differentialdiagnostisch ist die Aussagekraft der abnormen Zonen jedoch bei zahlreichen unklaren Beschwerden sehr brauchbar, obwohl die eigentliche Stärke dieser Methode in der *Therapie* liegt.

Beispiel

Bei akuten abdominellen Erkrankungen sind die Zonen der Niere, der Gallenblase, der Appendix, des Magens und der Ovarien am Fuß deutlicher voneinander zu unterscheiden als im Bauchraum, der evtl. generalisiert druckempfindlich reagiert (Abb. 12, Differentialdiagnostik bei abdominellen Beschwerden).

Anzahl der Reflexzonenmassagen am Fuß

Die individuell benötigte Anzahl kann nicht für jeden Patienten im voraus exakt festgelegt werden. Dafür ist sein persönlicher Hintergrund und seine augenblickliche Gesamtverfassung zu vielschichtig.

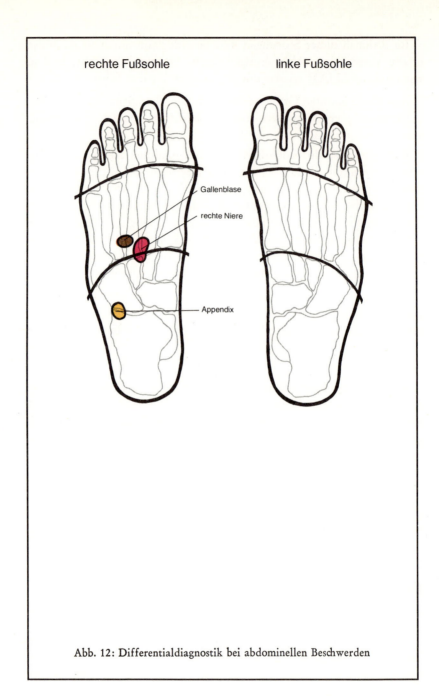

Abb. 12: Differentialdiagnostik bei abdominellen Beschwerden

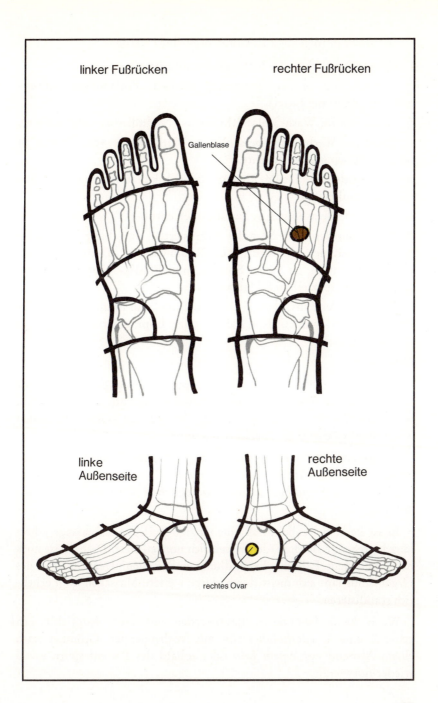

Er kann von folgenden Faktoren beeinflußt werden:
1. Klimareize (Föhn oder Kaltwettereinbruch).
2. Veränderung in der Ernährung (Reisen, Einladungen, saisonbedingte Nahrungsmittel).
3. Störungen im Wach-Schlaf-Rhythmus (Nachtdienst, Aufregungen).
4. Ständiger Wechsel im persönlichen Biorhythmus von aktiven in passive Phasen und umgekehrt.
5. Vorfeldschäden, „stille Phasen" oder Inkubationszeiten von Infektionskrankheiten.
6. Psychische Belastungen in Familie oder Beruf.
7. Reizzonen der Erde oder der technisierten Umgebung in Arbeits- und Schlafräumen. (Vorsicht vor Radioweckern, Digitalarmbanduhren, Fernsehern, zu vielen Spiegeln und Plastik- oder Kunststoffgegenständen speziell im Schlafraum!)
8. Gifte aus der Luft, dem Wasser, in Putz- und Spülmitteln, in der Ernährung, in synthetischen Farben oder Imprägnierungsstoffen, in Arzneimitteln.

Grundregel

Solange noch durch Behandlungen positive Reaktionen ausgelöst werden, ist die Fortsetzung der Therapie sinnvoll. Das gilt auch, wenn das *Durchschnittsmaß von 10 bis 12 Massagen,* am besten 2- bis 3mal wöchentlich, überschritten wird.

Die gesamte Behandlungsdauer hängt in erster Linie von der *Reaktionsfähigkeit, Vitalität* und der *inneren Einstellung* des Patienten ab, ferner von *Krankheitsart,* dem *biologischen Alter* und der *Lebensführung.*

Es ist keine Seltenheit, daß eine einzige Reflexzonenmassage jahrelang bestehende Beschwerden wesentlich normalisiert. Deshalb ist noch nicht in jedem Fall die Behandlung einzustellen. Der Zustand des Organismus läßt sich meist durch einige weitere Massagen noch erheblich stabilisieren.

Wenn keine besonderen Beschwerden auftreten, empfiehlt sich generell eine *Wiederholungsserie* aus vorbeugenden Gründen nach einem Abstand von *einem Jahr* oder sobald der Patient spürt, es sei wieder notwendig.

Kombinationsmöglichkeiten

Reicht die Reflexzonentherapie am Fuß allein nicht aus, um das erwünschte gesundheitliche Ergebnis zu erreichen, ist eine Zusatzbehandlung erforderlich, die jedoch in einem zeitlich sinnvollen Abstand durchgeführt werden sollte.

Die Reflexzonenmassage am Fuß ist eine naturgemäße Therapie. Sie läßt sich verständlicherweise durch andere natürliche Heilverfahren am wirkungsvollsten ergänzen.

Als besonders *günstige Kombinationen* haben sich bewährt:

1. Alle *naturgemäßen Heilweisen,* die eine Reinigung der Körpersäfte, vor allem des Blutes und der Lymphe, anstreben: Heilfasten und Darmreinigungskuren nach F. X. MAYR [11], milde Ableitungskuren [12], Heilfasten nach BUCHINGER; SCHROTH- und FELKE-Kuren.

2. *Hydrotherapie* (Wasserbehandlungen): KNEIPP [6], KUHNE [13], PRIESSNITZ, SCHLENZ.

3. Sämtliche bewährten *manuellen Behandlungen:* Akupunktmassage, Bindegewebsmassage [1,2], Chiropraktik und -gymnastik, klassische Massage, manuelle Lymphdrainage, Shiatsu [14].

4. *Pflanzliche* und *homöopathische* Arzneimittel, *Akupunktur.*

5. *Diätetische* Maßnahmen nach BIRCHER-BENNER, BRUKER, COUSA, EVERS, HAY [15], F. X. MAYR, WAERLAND.

6. *Atempflege, Gymnastik* und *Haltungskorrektur* nach ALEXANDER, MIDDENDORF, SCHAARSCHUCH/HAASE [16], SCHLAFFHORST-ANDERSEN, SCHROTH (Skoliosenbehandlung).

7. *Störfeldausschaltung*

a) bei *Narben* durch *Neuraltherapie,*

b) bei *Zahn-* und *Kieferherden* durch biologische Sanierung,

c) bei *geopathischen* Belastungen (Reiz- und Störzonen) an der Schlafstelle, am Arbeitsplatz oder in lebensfeindlich gebauten Häusern (Beton, Stahl, Glas, Kunststoffe) [17] durch Wechsel der Schlaf- oder Arbeitsstelle.

Hinweis

Auch die Reflexzonentherapie am Fuß kann Störfelder, die außerhalb des Fußes liegen, günstig beeinflussen:

a) *Narben*. Patienten schildern öfters, daß während oder nach der Reflexzonenmassage ein Prickeln, leises Ziehen oder Stechen im Narbengewebe auftritt.

Bei stark verwachsenen und schmerzhaften Narben kommt es sogar manchmal vor, daß sich nach der reflektorischen Behandlung der Zone am Fuß an der Narbe selbst ein Bluterguß bildet, obwohl die Narbe nicht berührt worden ist. Mit dem Abklingen des Hämatoms lassen generell auch die früher aufgetretenen Narbenschmerzen und deren Folgen nach.

b) *Zähne*. Granulome (Eiterungen), Restostitiden (Knochenentzündungen), Parodontose können gezielt erfaßt werden, vor allem wenn ausdauernd behandelt wird und die Zähne noch vital (nicht wurzelbehandelt) sind. Ernährung! Zusammenarbeit mit entsprechend geschulten Zahnärzten erweist sich als sehr nützlich.

Vorsicht bei Folgen von Kriegsverletzungen! Granatsplitter u. ä., die im Körper an lebenswichtigen Organen oder Systemen verkapselt sind, können ggfs. durch die Reflexzonenmassage zum Wandern angeregt werden.

Bei allen Kombinationsmöglichkeiten müssen die verschiedenen Einzelbehandlungen *aufeinander abgestimmt* sein. Es schadet, wenn therapeutische Reize *zu knapp nacheinander* verabreicht werden!

Auch ein warmes Fußbad, unmittelbar *vor* der Reflexzonentherapie am Fuß, beeinträchtigt durch den thermischen bzw. chemischen Reiz das Erheben eines Sicht- und Tastbefundes. Sollte sich eine passive Erwärmung als notwendig erweisen, erfolgt sie am besten direkt im Anschluß an die Behandlung.

Hinweis für den Anfänger

Noch weniger wirksam, ja sogar schädlich, sind *planlos zusammengewürfelte Griffe* am Fuß aus den verschiedenen manuellen Bereichen. In der Beschränkung zeigt sich auch hier der Meister!

Wer sich an *manuelle Kombinationsmöglichkeiten* innerhalb *einer* Behandlung wagt, muß schon ein Könner sein!

Gleitmittel und „Fußhilfen"

Zur Reflexzonenmassage am Fuß werden *keine Gleitmittel* verwendet. Der Therapeut kann jedoch *zum* Abschluß der Behandlung hautpflegende *biologische Salben* oder *ätherische Öle*)* einreiben, um die Wirkung der manuell verbesserten Durchblutung mit heilkräftigen Substanzen zu kombinieren.

Vorsicht vor chemischen Fußsprays! Sie „verkleben" die Poren der Haut und nehmen dem Fuß überaus wichtige *Entgiftungsmöglichkeiten* über die Schweißabsonderung. Dadurch wird ein wertvolles Notventil des Organismus verstopft. *Unterdrückter* Fußschweiß kann zu *schweren Organschädigungen* führen! Fußschweiß, besonders der übelriechende, ätzende, ist ein Hilfeschrei des Organismus nach innerer Reinigung!

Hinweis

Der vom Patienten mit verschiedenen körperfremden Duftnoten versehene Fuß nimmt dem Therapeuten die Möglichkeiten, aufschlußreiche Wahrnehmungen mit seinem Geruchssinn zu machen. Bei ausgeprägter Geruchsbelästigung während der Behandlung kann etwas Kölnisch Wasser o. ä. verwendet werden. Patienten sind zu informieren, daß fast alle Fußbekleidung aus synthetischen Stoffen die Bildung des Fußschweißes fördert. Tägliches Wechseln der Strümpfe und tägliches Fußbad (evtl. mit Beigabe von Meersalz oder Obstessig) sind wertvolle Zusatzmaßnahmen.

„Fußhilfen"

Mit den sogenannten „Fußhilfen", wie Rollen, Matten, Kugeln, Platten aus Holz, Ton, Plastik, Metall, Gummi, Borsten, teilweise sogar elektrisch angeschlossen, wird aus Unkenntnis der Zusammenhänge heute bereits viel Unfug getrieben.

An sich sind solche Geräte weder schädlich noch unnütz, jedoch werden Eigenschaften in sie hineingeheimnist, die sie einfach nicht haben *können.* So wenig wie der unbeabsichtigte Einstich in die Haut

---

*) Pesendorfer Salbe (Jso-Werk Regensburg, J. Sonntag & Söhne KG, 8400 Regensburg)
Reflexzonen-Salbe (Pharmakon-Rödler, 6521 Flörsheim-Dahlheim)
Massage-Öle (Wala-Heilmittel-Laboratorium, Dr. R. Hauschka, 7325 Eckwälden)
Ionen-Salbe (Dr. Helmbold)

mit einer Nähnadel schon eine Akupunktur bedeutet oder das Naßwerden der Füße eine KNEIPPsche Anwendung darstellt, genauso wenig haben solche Geräte eine *spezifische* Wirkung, denn sie erfassen bestenfalls Symptome.

Diese Hilfsmittel sind nur dann sinnvoll, wenn sie in ihrer *generellen* Wirkung richtig eingesetzt werden: Sie können die Durchblutung und den Lymphfluß im Fuß fördern, sie wärmen ihn, kräftigen und entspannen die belastete Muskulatur und machen ihn elastischer, aber nur, wenn sie *richtig dosiert* und ohne jede Übertreibung verwendet werden.

Diese Geräte sind jedoch *kein Werkzeug zur Reflexzonenmassage!* Dazu gehört der verantwortungsvolle Behandler, der weiß, warum, wie stark, wie lange und wo er am Fuß arbeiten kann.

Beispiel: Stellt sich ein Herz- oder Nierenkranker mit der belasteten Zone seines Fußes auf eines der erwähnten Hilfsmittel, kann er sich weit mehr schaden als nützen. Er kennt nicht einmal den ersten Grundsatz: Erregtes beruhigen — Erschlafftes anregen. Zudem befindet er sich lediglich im symptomatischen, nicht aber im kausalen Bereich.

Beim Erlernen einer fremden Sprache würde es niemandem einfallen, nur weil er verschiedene einzelne Wörter der unbekannten Schrift lesen gelernt hat, zu behaupten, er beherrsche die Fremdsprache, denn er weiß, daß der lebendige Zusammenhang der einzelnen Wörter zu sinngebenden Sätzen fehlt. Dasselbe gilt auch für diese Therapie-„Fremdsprache".

Kontraindikationen

Wie jeder anderen Therapie sind auch der Reflexzonenmassage am Fuß Grenzen gesetzt.

Kontraindiziert sind:
1. Infektiöse und hochfieberhafte Erkrankungen,
2. akute Entzündungen im Venen- und Lymphsystem,
3. operativ zu erfassende Krankheiten,
4. Morbus Sudek am Fuß, Gangrän und großflächige Mykosen,
5. Risikoschwangerschaft.

Die Erfahrung hat allerdings gezeigt, daß sich selbst bei Patienten mit schweren und schwersten Krankheitsbildern (Bechterew, Multiple Sklerose, Parkinson, Mukoviszidose, Krebs, Lähmungen) oft eine Reihe von *Begleitumständen* verbessern läßt:

1. Die *Aktivierung der Ausscheidungsorgane* Haut, Niere, Darm, Luftwege.
2. Die *Erleichterung der Schmerzsituation* selbst im Endstadium von Krebskranken.
3. Vermehrte *Kontrolle über Schließmuskeln* von Blase und Darm.

Hinweis

Bei *Frischoperierten* mit Harnstau könnte sich häufig das *Einführen* eines Katheters erübrigen, wenn für kurze Zeit die Reflexzonen der Blase und des Plexus solaris behandelt werden würden. In einigen Krankenanstalten wird von dieser Möglichkeit bereits Gebrauch gemacht.

Die Eigenbehandlung

Wer beweglich und gelenkig genug ist, seine Füße mühelos an den Rumpf anzuwinkeln, kann selbstverständlich probieren, sie eigenhändig zu bearbeiten. Allerdings muß auf einige Punkte deutlich hingewiesen werden, besonders wenn Nicht-Fachleute den Versuch unternehmen:

1. Die Selbstbehandlung soll nicht mehr sein als eine *Gesundheitsvorsorge* oder eine Erste-Hilfe-Möglichkeit, etwa im Sinne der häuslichen Anwendungen aus der KNEIPPschen Behandlungsweise.

2. Die „Arzenei Mensch" oder der persönliche Einfluß des Mitmenschen kann nicht zur Wirkung kommen, denn bei der Eigenbehandlung sind Patient und Therapeut dieselbe Person.

3. Die nötige Entspannung kommt schlecht zustande, da der Mensch notgedrungen seine Füße hochziehen muß. Das ist bei vielen nur mit Anstrengung zu erreichen.

4. Die persönlichen Merkmale einer Überdosierung (Schweißbildung, Kühlwerden, inneres Vibrieren) werden nicht objektiv genug gewertet: Die Eigenbehandlung selbst kann durch den Arbeitsaufwand schweißtreibend sein, ohne daß in diesem Fall die Grenze der Dosierung erreicht wird. Das Kühlwerden der Extremitäten läßt sich nicht beobachten, da die warme Hand des Therapeuten als Vergleichsmöglichkeit fehlt.

5. Eine ungeübte Hand ermüdet rasch. Technische Hilfsmittel wie Holzkeulen, Gumminoppen oder Vibrationsgeräte erlauben kein differenziertes Einfühlen in das Gewebe des Fußes.

6. Ein in der Beobachtung von Krankheitsabläufen unerfahrener Mensch kann die Reaktionsphasen nicht exakt bewerten. Er neigt dazu, entweder die erwünschten und notwendigen Reaktionen überzubewerten oder er bagatellisiert aus Unkenntnis der Sachlage Krankheitszeichen, die in die Hand des Arztes gehören. Er wird zwangsläufig meist nur symptomatisch arbeiten, da er die funktionellen Zusammenhänge nicht überblicken kann.

7. Die anfängliche Begeisterung der Menschen, die mit dieser interessanten Methode in Berührung kommen, führt oft zu zwei Extremen:

a) In eine Resignation und Verurteilung der Methode schlechthin, wenn sie nicht sofort und immer hilft;

b) in einen Fanatismus, der kleine Wunderdoktoren züchtet, die auf Anhieb „Diagnosen" liefern können und unsinnige Heilversprechen geben.

Trotz dieser etwas einschränkenden Punkte ist eine gute Eigenbehandlung einer schlechten Therapeutenbehandlung eindeutig überlegen.

Das ideale Arbeitsteam wäre:

● Ein gut informierter und interessierter Arzt, der nicht nur zu-, sondern auch anweisen kann —

● ein verantwortungsbewußter, praktisch und theoretisch geschulter Therapeut, der sich in die ständig wechselnden Prozesse des Lebendigen einfühlen kann —

● ein fachkundiger, gewissenhafter Fußpfleger —

● ein aufgeschlossener Patient, der zur Mitarbeit bereit ist.

Das „richtige Alter" für die Reflexzonentherapie

Immer wieder hört man, daß dringend von der Behandlung von älteren Menschen über 70 und Kindern unter 3—4 Jahren abzuraten ist, mit dem Argument, daß diese Altersgruppen die schmerzhafte Reflexzonentherapie am Fuß nicht gut vertrügen. Dabei wird vergessen, daß es den Schmerz „an sich" nicht gibt, sondern daß er immer in Bezug gesetzt werden muß zur jeweiligen Person. Die individuellen Grenzen sind auch von Seiten der Therapie durch die ablesbaren Reaktionen während der Behandlung gesetzt, so daß jeder Kranke, gleich welchen Alters, nur den Schmerz zu verarbeiten hat, dem er gewachsen ist.

Die praktische Erfahrung zeigt seit Jahrzehnten: Auch der *ältere Mensch* spricht in der Regel erstaunlich positiv und rasch auf natürliche Heilreize an, zu denen auch die Reflexzonenmassage am Fuß gehört. Oft regeneriert er sich mindestens genauso gut — wenn nicht besser — als der jüngere Patient, der durch Eigen- und Umweltgifte schon von Jugend auf geschädigt sein kann. Da die Menschen heute eine wesentlich höhere Lebenserwartung als früher haben, ist es sogar dringend notwendig, sie im Alter therapeutisch gut zu betreuen, damit sie die verbleibende Zeit ihres Lebens relativ beschwerdefrei gestalten können. Auch wenn keine akuten Schäden vorliegen, eignen sich ein oder zwei Serien von Reflexzonenmassagen im Jahr gut als Prophylaxe.

Bei der Behandlung von *Kindern* ist es nicht notwendig, daß das Kind seine Therapieerlebnisse bereits selbst artikulieren kann, denn es muß sich vom ersten Lebenstag an mit schmerzhaften oder unangenehmen Umweltreizen verschiedenster Art auseinandersetzen und sie verarbeiten lernen. So kann eine Reflexzonentherapie bei entsprechender Indikation bereits in den ersten Tagen nach der Geburt erfolgen. Kinder und Säuglinge sind dankbare Patienten, sie haben meist noch eine unverdorbenere Beziehung zum heilsamen Schmerz als Erwachsene und sind viel weniger zimperlich als ihre überbesorgten Eltern das oft meinen.

Über Jahre wurden mit Kindern interessante Beobachtungen gemacht: Auch relativ gesunde und beschwerdefreie Kinder zeigten oft abnorme Fußzonen, wo man sie gar nicht vermutet hätte. Erst ein erhobener Sicht- und Tastbefund am Fuß der Mutter oder des Vaters gaben Aufschluß:

Die schmerzhaften Zonen zeigten bei Eltern und Kindern eine staunenswerte Übereinstimmung, so daß sich der Rückschluß anbietet, daß auch ererbte Krankheits*dispositionen* bereits im Kindesalter am Zustand der Reflexzonen ablesbar sein können, bzw. therapiert werden sollten.

Auffällig ist ein starkes Zunehmen der Empfindlichkeit in den Lymphzonen bei Säuglingen und Kleinkindern, vermutlich mit beeinflußt durch falsche Ernährung (Mütter empfinden das Stillen ihrer Kinder vielfach noch als „unmodern"; später nehmen Weißmehl- und Weißzuckerprodukte einen viel zu großen Raum in der täglichen Nahrung ein), zu häufiges Verabreichen von Arznei- anstatt von Heilmitteln, und zu vielen Impfungen. Gerade bei solch abwehrgeschwächten Kindern wirkt die Reflexzonenmassage am Fuß vitalisierend und aufbauend.

Fuß und Hand

Es stellt sich berechtigterweise die Frage, warum sich die meisten Therapeuten (auch Dr. FITZGERALD und Eunice INGHAM) viel ausführlicher mit den Füßen als mit den Händen befaßt haben. Entsprechend der 10-Zonen-Einteilung des Körpers ließe sich theoretisch durchaus auch über die Hand die gleiche Art der Therapie aufbauen.

Außerdem: Hände sind besser gepflegt als Füße; sie sind der Behandlung zugänglicher, sind weicher und elastischer, schon von der anatomischen Gliederung her.

Trotz dieser Argumente für die Hand spricht die praktische Realität eindeutig für den Fuß. Die Behandlung am Fuß ist in ihrem therapeutischen Resultat der Hand überlegen.

Für die Reflexzonenmassage am Fuß ist zu bedenken, daß die Füße eine wechselwirksame Verbindung mit der Erde herstellen. Man kann sie auch als Pole auffassen, gewissermaßen um das elektromagnetische Spannungsfeld im Menschen auszugleichen. Oft werden die Füße mit den Wurzeln einer Pflanze verglichen, über welche vielseitige Möglichkeiten der Regeneration bestehen.

Nicht ohne Grund legte auch ein so bedeutender Mann wie Sebastian KNEIPP besonderen Wert auf die Behandlung der Füße: Tautreten, Wassertreten, Essigstrümpfe, Senfmehl-Fußbäder, Lehmpackungen. Leider sind sie teilweise zu Unrecht als wirksame Anwendungen vernachlässigt worden.

Auch die erstklassigen Erfahrungen mit dem SCHIELE-Kreislaufgerät*) als temperatur-ansteigendem Fußbad, den SCHLÜTER-Fußbädern**) und in neuerer Zeit die erstaunlichen Heilerfolge des französischen Pflanzenspezialisten Maurice MESSÉGUÉ [20] weisen in die gleiche Richtung.

Seit jeher sind kalte und nasse Füße als auslösender Krankheitsfaktor gefürchtet. Sie können verursachen: Tonsillitis, Laryngitis, Bronchitis, Zystitis, Adnexitis, Pyelitis, Otitis, Enteritis und andere akute und chronische Beschwerden.

Abhärtendes Barfußgehen auf Wiesen oder am Meer dagegen sind als kräftigende und belebende Durchblutungsreize vom Fuß her allgemein bekannt. Genauso finden fußgesunde Schuhe einen stetig wachsenden Interessentenkreis (Kneipp-, Berkemann-, Birkenstock-Sandalen).

Wir stellen uns die Hand im Vergleich mit dem Fuß mehr den gedanklichen und gefühlsmäßigen Bereichen zugeordnet vor. Mit der Hand musiziert, schreibt, liebkost, modelliert, gestikuliert der Mensch und bewegt sich somit auch körperlich auf einer anderen Ebene als mit dem Fuß. Der wiederum gibt uns die „Bodenständigkeit" auf der Erde, von deren solider Basis aus sich der Mensch frei nach oben aufrichten kann.

Da sich das Pathologische erfahrungsgemäß deutlicher im Vernachlässigten ausprägt, reagiert der Fuß um so dankbarer auf Fürsorge und Therapie, denn er ist heute allgemein immer noch ein Stiefkind

---

*) Arzneibäderfabrik Schiele, 2 Hamburg-Volksdorf
**) Arzneibäderfabrik W. Schlüter, Bingen/Rhein

der Gesundheit. Die Hand dagegen ist wesentlich freier in der Bewegung, wird sorgfältig gepflegt und geschmückt und kann sich fast ausschließlich im Luftelement bewegen.

So erweist es sich in der Praxis als richtig, daß die Handzonen immer wieder als Ergänzung der Fußzonen mit in den Behandlungsablauf eingefügt werden können, daß aber die Betonung der Therapie beim Fuß bleiben wird.

Dieser vordergründig so unscheinbare Fuß zeigt sich durch den Schlüssel der Reflexzonen in einer staunenswerten Transparenz und eröffnet überraschend Einblicke in große Natur- und Lebensgesetze im Sinne eines „offenbaren Geheimnisses".

Reflexzonen des Nervensystems

Seit einiger Zeit wissen wir als Ergebnis eingehender Studien und Versuchsreihen, daß sich nicht nur Organe, Muskeln und Knochen als Reflexzonen ertasten lassen, sondern daß das gesamte *Nervensystem* sich weitgehend als reflektorische Zonen und Punkte im Fuß spiegelt.

War als Ausgangspunkt dieser Arbeit von Walter FRONEBERG das motorische oder *zerebrospinale* Nervensystem entwickelt worden, so sind wir heute dank seines großen persönlichen und fachlichen Engagements in der Lage, auch die Zonen des *vegetativen Nervensystems* nachzuweisen.

Daraus ergibt sich eine umfassende Erweiterung des Grundwissens, da die Therapie gezielt auch in die Bereiche der *Orthopädie* und der *Neurologie* eingreifen kann. Es lassen sich so einerseits über die Reflexzonen des motorischen Nervensystems die zu versorgenden Muskeln und Gelenke erreichen; andererseits können die verschiedensten Fehlfunktionen des vegetativen Nervensystems therapiert werden.

Da häufig Organbelastungen ihre Ursachen auch im Vegetativum haben, sind diese neuen Zonen für die Festigung vieler Befunde wertvolle Hilfen.

Der im Buch beschriebene Grundgriff muß bei der Behandlung der Reflexzonen des Nervensystems etwas abgewandelt werden, da die Krankheitsbilder häufig im Bereich von Entzündungs- und Erregungszuständen liegen.

Von der Veröffentlichung der erweiterten Schaubilder des motorischen und vegetativen Nervensystems wird Abstand genommen, da das Therapieren mit diesen Zonen nicht theoretisch erlernt werden kann. Der allgemeinen Information halber bleibt jedoch das frühere Schema (s. Seite 92, Stand 1976) für das Buch bestehen.

Aus Gründen der Verantwortung für die Methode und den Patienten ist dieses differenzierte (und bei falscher Handhabung nicht ganz ungefährliche) Wissen praktischen Ausbildungskursen vorbehalten, in denen gewährleistet ist, daß der Therapeut durch seine fachliche Vorbildung auf dem Gebiet der Reflexzonenarbeit am Fuß den Ansprüchen genügen kann.

Kausalreflexzonen

Der Begriff Kausalreflexzonen (im Indikationsteil abgekürzt KRZ) bezieht sich auf jene Reflexzonen am Fuß, die ursächlich (kausal) am Entstehen der vorliegenden Beschwerden beteiligt sein können.

Unterschied zwischen symptomatischer und kausaler Therapie:

Bei *symptomatischer* Betrachtungsweise würde ein Patient mit Magenschmerzen nur in der Magenzone behandelt; der mit Schulterbelastungen nur in der Schulterzone; der mit Ischiasbeschwerden nur in den Zonen der unteren Wirbelsäule.

Ein *kausales* Erfassen dagegen fragt nach dem *Hintergrund:*

Beim Magenkranken können die Zonen des Sonnengeflechtes genauso behandlungsbedürftig sein wie die des Magens; der Patient mit Bewegungseinschränkungen in der Schulter hat vielleicht ein Leberleiden oder eine statische Verschiebung der Wirbelsäule; der Patient, der an einer Ischialgie leidet, muß u. U. zum Urologen oder zum Zahnarzt (Fokus).

Tafel Reflexzonen der Nerven

Walter Froneberg D-5144 Wegberg-Dalheim

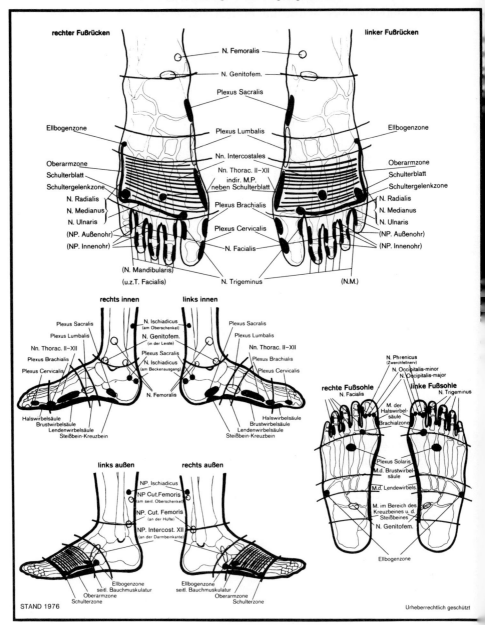

Es müssen nicht bei jedem Krankheitsbild alle theoretisch möglichen Kausalreflexzonen behandelt werden; die Auswahl hängt immer vom *individuellen Sicht- und Tastbefund ab:* Erweist sich eine Reflexzone als abnorm, wird sie behandelt, sonst nicht.

Daraus ergibt sich, daß grundsätzlich bei jedem einzelnen Patienten bei der ersten Reflexzonenmassage am Fuß *alle* Reflexzonen auf ihre Schmerzhaftigkeit hin überprüft werden müssen (Sicht- und Tastbefund). Nur so kann ein objektives Bild von der augenblicklichen Verfassung des Patienten erstellt werden, das als Wegweiser durch die folgende Behandlungsserie dient.

Die Berichte der Patienten über die *Art, Dauer* und *Heftigkeit* der *Reaktionen* in den *Behandlungsintervallen* sind der brauchbare Ausgangspunkt für notwendige Variationen bei der nächstfolgenden Behandlung, denn die schmerzhaften Zonen stehen jedesmal im Vordergrund.

Beispiel eines Behandlungsablaufs:

Das Krankheitsbild verschiedener Patienten mit *Kopfschmerzen* soll als Beispiel dienen, die *Vielzahl* der ursächlichen Zusammenhänge aufzuzählen:

Vorstellungshilfe: Sieben Patienten kommen zur Therapie mit den gleichen Symptomen, nämlich Kopfschmerzen.

Die *Grundbehandlung* findet stets in der Kopfzone statt, denn dort sind die *Symptomzonen.* Als *Kausalreflexzonen* kommen in Betracht:

1. Die Verdauungsorgane.
2. Statische Veränderungen oder Blockaden in der Wirbelsäule, besonders der Halswirbelsäule.
3. Zahn- und Kieferbereich.
4. Urogenitaltrakt.
5. Sonnengeflecht mit Zwerchfell als Beeinflussungszone bei psychischen Alterationen.
6. Die Atmungsorgane.
7. Eine Kombination aus den vorangegangenen Organzonen.

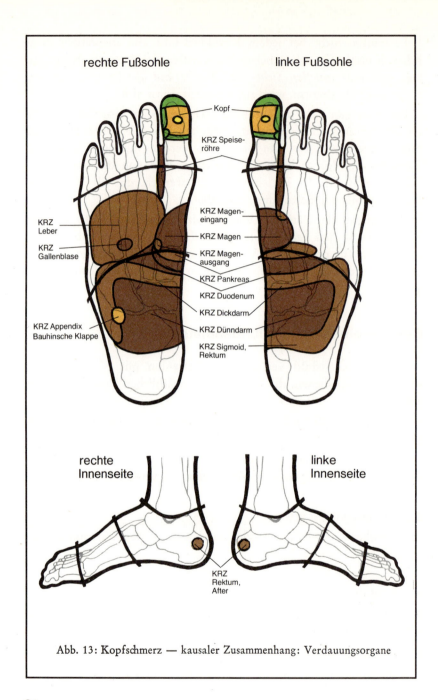

Abb. 13: Kopfschmerz — kausaler Zusammenhang: Verdauungsorgane

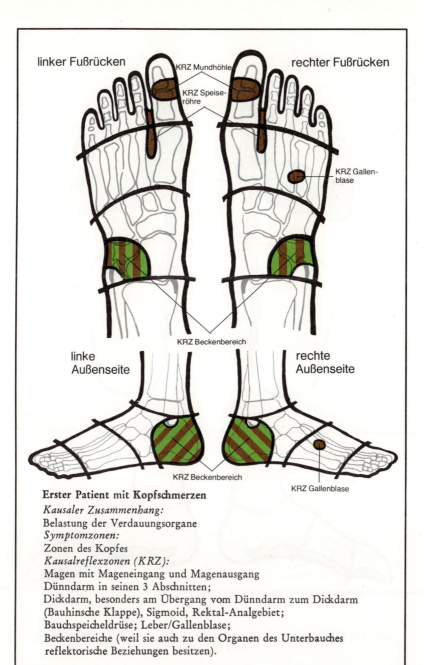

Erster Patient mit Kopfschmerzen
Kausaler Zusammenhang:
Belastung der Verdauungsorgane
Symptomzonen:
Zonen des Kopfes
Kausalreflexzonen (KRZ):
Magen mit Mageneingang und Magenausgang
Dünndarm in seinen 3 Abschnitten;
Dickdarm, besonders am Übergang vom Dünndarm zum Dickdarm (Bauhinsche Klappe), Sigmoid, Rektal-Analgebiet;
Bauchspeicheldrüse; Leber/Gallenblase;
Beckenbereiche (weil sie auch zu den Organen des Unterbauches reflektorische Beziehungen besitzen).

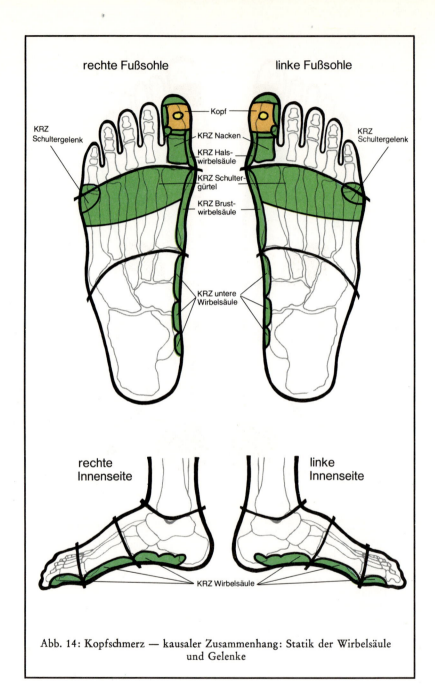

Abb. 14: Kopfschmerz — kausaler Zusammenhang: Statik der Wirbelsäule und Gelenke

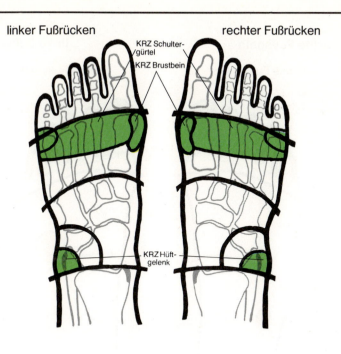

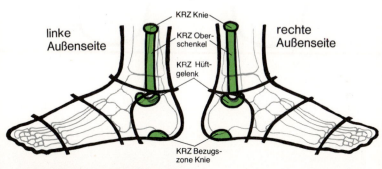

Zweiter Patient mit Kopfschmerzen

Kausaler Zusammenhang:
Störungen in der Statik der Wirbelsäule
Symptomzonen:

Zonen des Kopfes
KRZ: Nacken; gesamte Wirbelsäule, besonders jener Teil, der die Belastungen am ausgeprägtesten zeigt (meist Halswirbelsäule); Schultergürtel mit Schultergelenken; Hüftgelenke mit Kniegelenken.

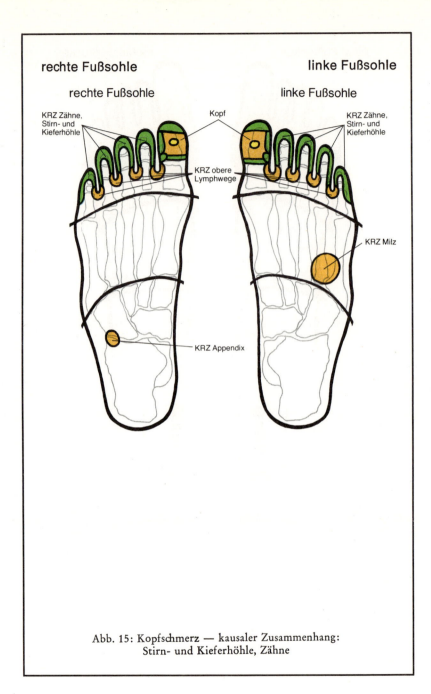

Abb. 15: Kopfschmerz — kausaler Zusammenhang: Stirn- und Kieferhöhle, Zähne

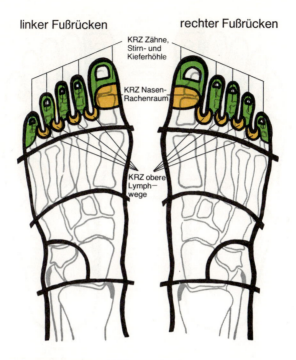

Dritter Patient mit Kopfschmerzen

Kausaler Zusammenhang:
Zahn- und Kieferherde

Symptomzonen:
Zonen des Kopfes

KRZ:
Stirn- und Kieferhöhle, Zähne;
Nasen-Rachenraum;
obere Lymphwege;
Milz (bei allen Entzündungsprozessen)

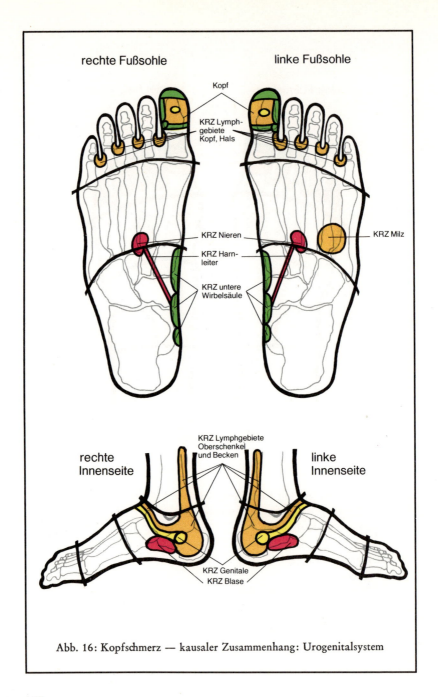

Abb. 16: Kopfschmerz — kausaler Zusammenhang: Urogenitalsystem

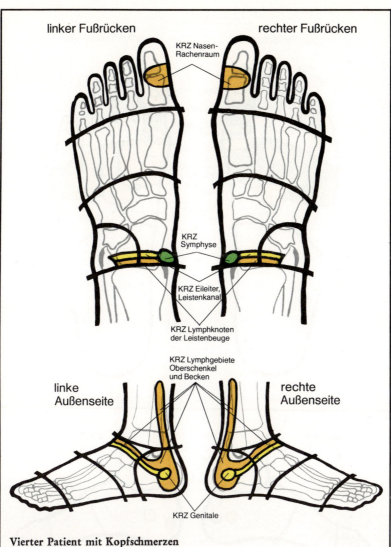

Vierter Patient mit Kopfschmerzen

Kausaler Zusammenhang:
Erkrankungen im Urogenitaltrakt

Symptomzonen:
Zonen des Kopfes

KRZ: Nieren, Harnleiter und Blase; Genitale; Lymphgebiete der Leiste und obere Lymphwege; untere Wirbelsäule; Beckenbereich und Symphyse, Milz.

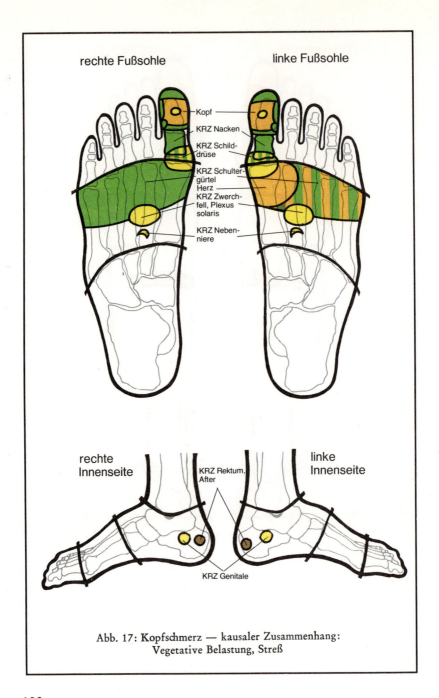

Abb. 17: Kopfschmerz — kausaler Zusammenhang: Vegetative Belastung, Streß

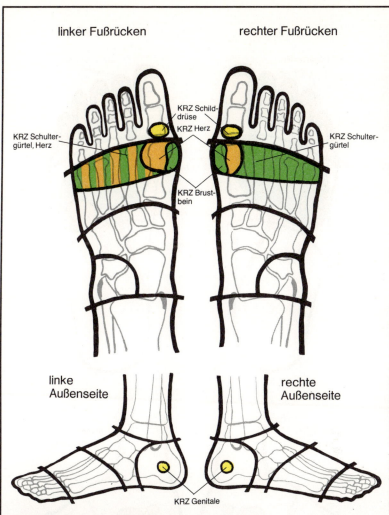

Fünfter Patient mit Kopfschmerzen
Kausaler Zusammenhang:
Vegetative, evtl. psychische Belastung, Streß
Symptomzonen:
Zonen des Kopfes.
KRZ: Plexus solaris (= auch Zone, Zwerchfell); alle innersekretorischen Drüsen: Schilddrüse, Nebennieren, Hypophyse, Genitale; Schultergürtel, Nacken (wegen der „Last, die der Kranke auf den Schultern zu tragen hat"); Herz/Brustbein, Milz.

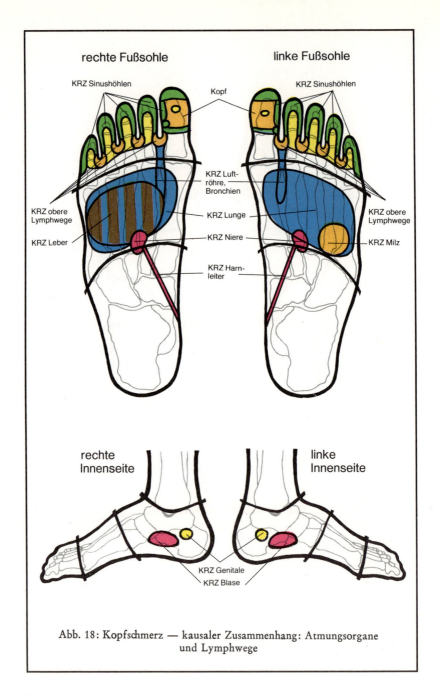

Abb. 18: Kopfschmerz — kausaler Zusammenhang: Atmungsorgane und Lymphwege

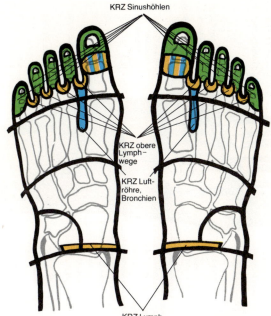

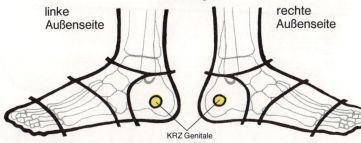

Sechster Patient mit Kopfschmerzen
Kausaler Zusammenhang: Erkältung der Luftwege
Symptomzonen: Zonen des Kopfes
KRZ:
Nasen- und Rachenraum, obere Lymphwege; Bronchien, Lungen, Sinushöhlen; Milz (bei allen Infekten);
Organe des kleinen Beckens (Blase, Genitale) als Gegenpol zum Rachenraum; Leber und Nieren (zur Entlastung des Stoffwechsels).

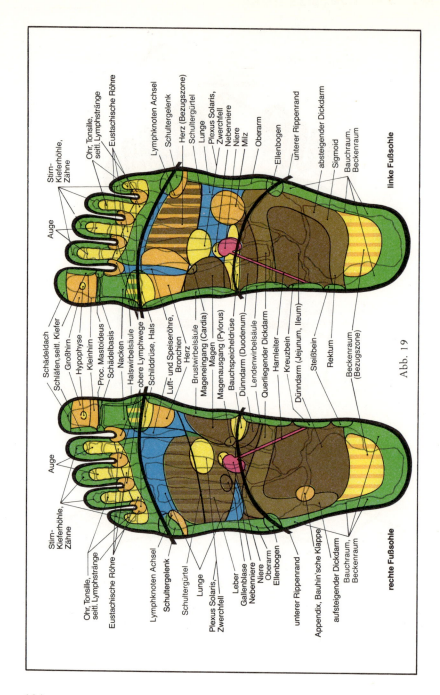

Abb. 19

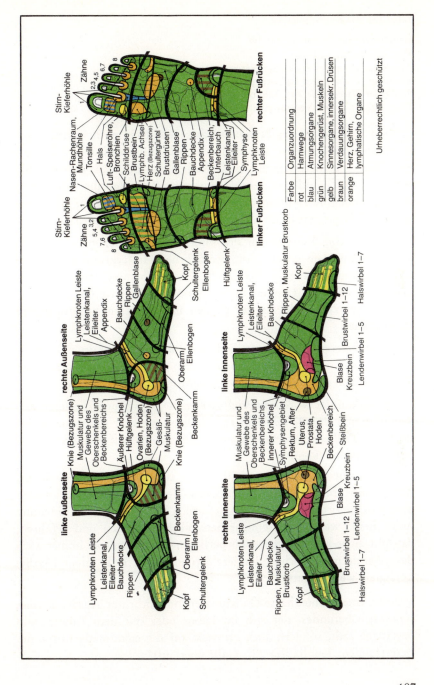

7. Patient mit Kopfschmerzen

Symptomzonen: Zonen des Kopfes

Kausaler Zusammenhang:
Alle Belastungen der erwähnten Patienten 1—6 zusammengefaßt:
Verdauungsorgane *und* Luftwege;
Statik der Wirbelsäule *und* Zähne/Kieferhöhlen;
Urogenitaltrakt *und* Vegetativum.

Beim 7. Patienten ergibt sich auf diese Weise ein noch vielfältigeres Behandlungsbild, indem alle vorher *einzeln* aufgeschlüsselten Zusammenhänge gemeinsam erfaßt sind. Auch dieses Bild läßt sich beliebig erweitern aufgrund zusätzlich erhobener Befunde, die sich schon bei der ersten Reflexzonenmassage herausstellen werden, weil eine gestörte Zone schmerzhaft reagiert, nicht aber eine gesunde.

Auf ähnliche Weise lassen sich sämtliche Krankheitsbilder am Individuum mit dem jeweils ganz persönlichen Hintergrund seiner kausalen Zusammenhänge aufschlüsseln. Diese Therapie kann wegführen vom isolierten Denken in Symptomen und pathologischen Begriffen, hin zum Erlebnis **des ganzen untrennbaren Lebensprinzips** im Menschen.

Diese differenzierte manuelle Behandlungsart wird in der heutigen Zeit einem gesunden ursprünglichen Bedürfnis von seiten des Therapierenden und des Patienten gerecht:

Der Behandler wird mit viel größerem Engagement, innerer Zuwendung und Freude seinen Beruf ausüben, wenn er nicht nur bruchstückhaft Teilbereiche erfaßt, sondern sich in eine umfassend ordnende Tätigkeit stellen kann, —

der Patient ist in vielen Fällen bereits wieder so instinktsicher, daß er sich nicht nur der apparativen Medizin verschreibt, sondern auch bei unorthodoxen Therapieformen Linderung und Heilung sucht. Beide werden bei einiger Sensibilität erkennen und erfahren, daß mit einer ausgewogenen körperlichen Organtherapie immer auch das gesamte menschliche **Energiefeld (und damit Teile seiner Psyche)** korrigiert werden kann.

So ist eine schmerzhafte Gallenblasenzone nicht nur Ausdruck eines Krankheitsbefundes, der sich im Labor oder mit dem Röntgenbild bestätigen läßt, sondern auch Hinweis auf die emotionale Ebene des Betreffenden, dem häufig „die Galle überläuft".

Beschwerden in den Schultergürtelzonen weisen vordergründig auf muskuläre Verspannungen in diesem Bereich hin; dahinter steht jedoch oft zusätzlich eine psychische Belastung, die dem Patienten „als schwere Last auf den Schultern liegt".

Ein anderer hat äußerst empfindliche Darmzonen als Organbefund, da er unter Blähungen und Völlegefühl leidet, die auch durch sorgfältigere Nahrungsauswahl nicht verschwinden. Oft lassen solche Symptome spontan nach, wenn er seine seelischen Probleme besser „verdauen" kann.

Das Wissen über die Zusammenhänge zwischen Soma und Psyche ist zwar in weiten Kreisen bekannt, es muß jedoch von jedem Einzelnen täglich und bei jeder Behandlung neu erarbeitet werden, damit es wirklich lebendig bleibt.

Die Frage nach der Wirksamkeit der Reflexzonenmassage am Fuß beinhaltet immer auch die Frage nach dem Anspruch des Betreffenden. Es bewahrheitet sich seit eh und je, daß mit dem gehobenen Anspruch nach innerer und äußerer Ordnung sowohl bei der eigenen Person als auch beim Mitmenschen alle Fähigkeiten und Möglichkeiten wachsen.

So ist zusammenfassend zu sagen, daß sich fast alle *Krankheiten* erfolgreich behandeln lassen, aber nicht alle *Kranken,* besonders dann nicht, wenn ihnen die rechte Einstellung fehlt.

Die Aufgabe des Behandlers reicht weit darüber hinaus, lediglich eine aktuelle Griff-„Technik" zu erlernen und anzuwenden; auch bei der vordergründig bescheidenen und einfachen Reflexzonenmassage am Fuß kann er sich der Therapie als ganzer Mensch stellen:

Auf der *verstandesmäßigen* Ebene durch Erarbeiten des Überblicks und der theoretischen Grundlagen —,

auf der *Gefühlsebene* durch gesundes Mitempfinden, weil er mit der Krankheit des Patienten umgehen lernen muß (nicht durch personengebundenes Mit-Leiden, da sonst die notwendige Distanz und Übersicht verloren geht, sondern durch eine positive innere Zuwendung) —,

auf der *körperlichen* Ebene durch den Einsatz seiner Arbeitskraft. Dadurch wird er den Mitmenschen ein Stück des Weges aus seiner Krankheit führen und begleiten können und ihn zur Eigenverantwortung für seine Gesundheit erziehen helfen.

2. Teil

Krankengeschichten

Alphabetisches Register der Krankengeschichten

Allergie 115
Arthrose 115
Asthma bronchiale 115
Bandscheibenschaden 116
Bettnässen 117
Blutdruck, erhöht 117
Blutdruck, niedrig 117
Bronchitis 118
Darmkrämpfe 118
Darmlähmung 119
Durchblutungsstörungen nach Endoprothesen 119
Durchblutungsstörungen im Kopf 120
Fieberhafter Infekt 120
Gallenkolik 121
Gastritis 121
Gelenkrheuma 121
Geschmacksnervenstörung 122
Gleichgewichtsstörungen 122
Halswirbelsäulensyndrom 123
Hämorrhoiden 123
Hepatitis — infektiös 124
Herdprovokation 124
Herzbeschwerden 124
Ischialgie 125
Kopfschmerzen 125
Krampfanfälle 126
Krämpfe in den Beinen 126
Leistenhoden 127
Menstruationsbeschwerden 127
Migräne 128

Neuralgie des Kopfes 128
Nierensteine 129
Obstipation, chronisch 129
Ohrenerkrankung 130
Ohrenschmerzen, akut 130
Prolaps 131
Prostatitis und Miktionsbeschwerden 131
Pylorusspasmus 131
Raucherbein 132
Reizblase 132
Rückenschmerzen, akut 133
Sehschwäche 133
Schilddrüsenüberfunktion 134
Schluckauf 134
Schulter-Arm-Syndrom 134
Tortikollis, akut 135
Unfallnachbehandlung 135
Varizen 135
Wasserkopf (Hydrozephalus), Rachitis 136
Weinkrämpfe und Obstipation 137
Zahnextraktion — Nachbehandlung 137

Diesen Abschnitt des Buches haben meine Kursteilnehmer mitgestaltet. Sie haben mir mündlich und schriftlich eine Fülle von Berichten aus ihren Praxen mitgeteilt, die ich hier auszugsweise wiedergebe und die meine Erfahrungen ergänzen und bestätigen.

Die hier aufgeführten Behandlungsergebnisse werden nicht bei jedem Menschen mit ähnlichen Symptomen exakt reproduzierbar sein, denn jeder Mensch reagiert individuell verschieden.

Dementsprechend heißt auch der Leitsatz der Reflexzonenarbeit am Fuß:

Es wird nicht die Krankheit behandelt, sondern der kranke Mensch.

Allergie

Verkäuferin, 35, wurde wiederholt von einem allergischen Ausschlag befallen, der verschiedentlich mit Bewußtseinsstörungen einherging. Sie wurde jedesmal zu einem mehrtägigen Aufenthalt in ein Krankenhaus eingeliefert. Durch Zufall erlebte ein Therapeut, der in Reflexzonenmassage am Fuß ausgebildet war, eine solche Situation mit und tastete die Reflexzonen der Füße ab.

Lymph- und endokrine Zonen und die der Leber und Milz waren sehr druckempfindlich. 15 Minuten nach der Befundaufnahme am Fuß waren der Ausschlag, der Juckreiz und die Bewußtseinsstörungen verschwunden und die Patientin fiel in einen tiefen erholsamen Schlaf. Es folgten 8 weitere Behandlungen in Abständen von 3—4 Tagen. Danach waren die Reflexzonen relativ schmerzfrei und die Allergie trat nicht mehr auf.

Arthrose

Schreiner, 52, kam vor 3 Jahren mit heftigen Schmerzen und Bewegungseinschränkung im linken Knie in die ambulante Praxis. Er erhielt Parapack-Ganzpackungen und in den folgenden Wochen Reflexzonenmassage am Fuß. Die Zonen der harnableitenden Wege, der unteren Wirbelsäule und des linken Knies zeigten deutlich schmerzhafte Befunde. Innerhalb von 15 Behandlungen ließen die Beschwerden ganz nach, und heute macht der Patient täglich seinen Waldlauf, ohne auf sein Knie Rücksicht nehmen zu müssen.

Asthma bronchiale

Versandleiter, 59, kam in desolatem Zustand zur Reflexzonenmassage am Fuß. Ein sehr vorsichtig erstellter Tastbefund ergab, daß fast alle Reflexzonen äußerst druckempfindlich waren. Die erste Reflexzonenmassage am Fuß bewirkte als Reaktion grippe-ähnliche Erscheinungen, verbunden mit zäher, faulig riechender Schleimabsonderung in großen Mengen. Der Hausarzt mußte kreislaufstützende Medikamente einsetzen. Bei der 2. Behandlung löste geringer Druck in der Nebennierenzone erstickungsähnliche Hustenanfälle aus, bei denen wieder viel zäher mißfarbener Schleim abgehustet werden konnte. Von der 4. Behandlung an fühlte sich der Patient jedoch bereits so wohl, daß er seine Arbeit wieder aufnehmen konnte. Der Atem wurde tiefer und ruhiger, der Auswurf löste sich wesentlich leichter.

Patient begann, seine Spaziergänge auszudehnen und konnte erstmals nach Jahren bis zu 3 Stunden ohne Atemnot gehen. Da er außer seiner 25 Jahre alten Asthma-Erkrankung auch an Diabetes mell. litt, wurde das Ergebnis des Blutzuckertests, der nach der 9. Reflexzonenmassage am Fuß erfolgte, mit großem Interesse erwartet. Es zeigten sich fast normale Werte. Nach 12 Behandlungen innerhalb von 7 Wochen benötigte Patient keinerlei Medikamente mehr, selbst den psychologisch wichtigen Aerosol-Zerstäuber ließ er zuhause.

Bandscheibenschaden

Bauersfrau, 38, Mutter von 3 Kindern, wurde monatelang vergeblich wegen Bandscheibenschaden im Lendenwirbelsäulen-Gebiet mit Massagen, Bädern, Injektionen und Chiropraktik behandelt. Sie konnte keine Feldarbeit mehr verrichten und nicht mehr Traktor fahren.

Der Sichtbefund zeigte in den Zonen der oberen und unteren Wirbelsäule starke Verhornungen mit deutlichen atonischen Gewebeeinziehungen im Lendenwirbelsäulen-Gebiet. Der Tastbefund ergab sehr schmerzhafte Nieren- und Genitalzonen, besonders am rechten Fuß. In der Nacht nach der ersten Reflexzonenmassage am Fuß bekam die Frau krampfartige Schmerzen im ganzen unteren Rücken, die nach einer fünfmaligen Blasenentleerung innerhalb von 2 Stunden nachließen. Die 3. Behandlung löste eine starke Vermehrung und Braunfärbung eines Fluors aus, der nach der folgenden Menstruation ganz aufhörte.

Nachdem die Reflexzonen nach 8 Massagen fast ganz schmerzfrei geworden waren, wurde der Frau Haltungskorrektur nach M. ALEXANDER [21] gezeigt, die sie bei der Verrichtung ihrer häuslichen Pflichten täglich üben konnte. Bis zur Heuernte hatte sie ihre einseitig belastete Muskulatur des Rückens so gut im Griff, daß sie als vollwertige Arbeitskraft mithelfen konnte. Der Fuß wies 2 Jahre später keine Verhornung mehr auf, obwohl sich die Frau nie Zeit nahm, zu einem Fußpfleger zu gehen.

Bettnässen

Kind, 8 Jahre, näßte jede Nacht ein. Der Befund am Fuß zeigte deutlich aufgedunsene Blasenzonen, die auf Druck schmerzhaft reagierten. Die Kopfzonen wiesen jedoch eine größere Druckempfindlichkeit auf als die Zonen des kleinen Beckens. Nach der 4. Behandlung zog die Familie in eine andere Stadt und berichtete 8 Monate später, daß der Erfolg, der sich damals nach der 2. Behandlung eingestellt hatte, anhielt.

Blutdruck, erhöht

Textilkaufmann, 58, 30 kg Übergewicht, klagte über Kopfdruck, Schwindel, unruhigen Schlaf, Nervosität und seltsamerweise über Appetitlosigkeit. Blutdruck 195/95.

Der Befund am Fuß ergab allgemein sehr derbes, graues Gewebe, das vor allem in den Oberbauch- und Kopfzonen extrem druckschmerzhaft war. Er reagierte sehr aufgebracht über den verursachten Schmerz und wollte sich überlegen, ob er überhaupt zur 2. Reflexzonenmassage am Fuß kommen solle. Er erschien 3 Tage später, entrüstet, denn er war von Durchfall und Blähungen geplagt worden. Die Reflexzonen waren inzwischen etwas weniger empfindlich. Nach der 5. Behandlung hatte er sich mit der ungewöhnlichen Behandlungsart angefreundet und begann bereits überall zu erzählen, wie wohl und erleichtert er sich fühle.

Er ließ sich überzeugen, daß seine üppigen Abendmahlzeiten ihm eher schadeten als nützten, und nahm innerhalb von 3 Monaten 20 kg ab. Eine ärztliche Untersuchung bestätigte ihm nach 18 Reflexzonenmassagen am Fuß nicht nur normale Blutdruck-, sondern auch normale Leberwerte.

Blutdruck, niedrig

Geschäftsfrau, 34, schmal, ängstlich, ständig überfordert, kam mit Blutdruckwerten 90/65 zur Behandlung. Ihr „fehle" organisch eigentlich nichts, sie käme sich jedoch vor wie eine Zimmerlinde, deren Blätter am Verwelken seien.

Befund am Fuß: Schmerzhafte Zonen von der Ferse bis zum Kopf während der ersten 3 Reflexzonenmassagen. Bei Beginn der 4. Massage weinte die Patientin unvermittelt. Sie wurde ermuntert, ihren Tränen freien Lauf zu lassen und erlebte durch das Schluchzen eine innere Lösung ihrer Spannungen. Die Zone Plexus solaris (zugleich Zwerchfell) war danach normal belastbar, und zum beiderseitigen Erstaunen verspürte sie auch in allen anderen Zonen kaum Schmerzen. Nach 14 Reflexzonenmassagen hatte sich der Zustand soweit verbessert, daß sie ihren Pflichten gelassen entgegentreten konnte. Der Blutdruckwert war auf 120/90 stabilisiert und sie schlief erholsam und tief.

Bronchitis

Ein 5jähriges Mädchen litt seit der Säuglingszeit an Bronchitis, atmete meist mit offenem Mund und zeigte deutliche Beschwerden in den Stirnhöhlen. Der Schlaf war gestört und das Kind empfand keinen Hunger.

Die Reflexzonen wurden mit großer Sorgfalt behandelt, denn das Kind war sehr wehleidig und weinte beim geringsten Schmerz. Nach der 2. Reflexzonenmassage am Fuß schlief es die Nacht ganz durch und war morgens auffallend mitteilungsbereit und heiter. Es bekam ohne äußerliche Veranlassung einen Fließschnupfen, der 5 Tage anhielt und der ohne die sonst üblichen Begleitumstände einer Erkältung ablief. Das Mädchen konnte jetzt einen weitaus intensiveren Druck in den Reflexzonen vertragen. Das blasse und weinerliche Aussehen machte allmählich einem rosigen Gesamteindruck Platz. Eine fachärztliche Untersuchung nach 10 Wochen brachte das erfreuliche Ergebnis, daß auch die Polypen nicht mehr nachweisbar waren und sich die Tonsillen auf eine normale Größe zurückgebildet hatten.

Darmkrämpfe

Hausfrau, 33, litt seit längerer Zeit an unerträglichen Darmkrämpfen. Analog zum schmerzhaften Tastbefund in den gesamten Bauchzonen zeigte sich im Sichtbefund eine fünfmarkstückgroße, $1/2$ Zentimeter dicke Warze an der rechten Fußsohle im Dünndarmgebiet.

Schon die 2. Reflexzonenmassage am Fuß brachte Erleichterung. In dem Maße, wie sich die Warze von Behandlung zu Behandlung verkleinerte, wurden auch die Darmkrämpfe weniger intensiv. Von der 7. Reflexzonenmassage am Fuß an normalisierte sich der Stuhlgang, die Gasbildung ging zurück und die Schmerzen hörten ganz auf. Nach 12 Reflexzonenmassagen war die Hautstelle, auf der sich die Warze zurückgebildet hatte, so normal durchblutet wie andere Teile des Fußes. Nach einem Jahr berichtete die Patientin, daß es ihr nach wie vor gut gehe.

Darmlähmung

Bericht eines Frischoperierten: Nach der Operation eines Nierensteines trat Darmlähmung auf. Klistiere u. a. brachten keine Besserung, das Allgemeinbefinden verschlechterte sich zusehends.

Die Reflexzonenmassage am Fuß durch einen befreundeten Arzt, der zufällig gerade zu dieser Zeit den Erkrankten besuchte, brachte schon nach einer einzigen Minute Leben in den Darm. Die Promptheit der Wirkung erinnerte Arzt und Patient an das Sekundenphänomen nach HUNEKE.

Durchblutungsstörungen nach Endoprothesen

75jähriger Patient bekam innerhalb von $1^{1/2}$ Jahren 2 Endoprothesen der Hüften (künstliche Hüftgelenke). Er klagte über schwere Zirkulationsstörungen mit Venenbeteiligung im rechten Unterschenkel und schlechte Beweglichkeit der Beine, verbunden mit Schmerzen.

Zu Beginn der Behandlungsserie bestand große Skepsis und Angst vor einer möglichen Verschlechterung durch die Reflexzonenmassage. Der sorgfältig erhobene Befund ergab alle Gelenk- und Wirbelsäulenzonen schmerzhaft, die linke Nierenzone konnte kaum berührt werden. Bereits die erste Reflexzonenmassage am Fuß zeigte ermutigende Ergebnisse, die Beine waren die ganze Nacht durch warm und entspannt. Patient mußte allerdings 6 Mal die Blase entleeren. Nach wenigen Massagen konnten längere Spaziergänge unternommen werden, selbst Straßenpflaster brachte nicht mehr die sonst üblichen Ermüdungserscheinungen. Nach 6 Wochen fand die erste kleine Bergwanderung statt, die zu größeren ermutigte.

Durchblutungsstörungen im Kopf

Handelsvertreter, 54, war jahrzehntelang in ärztlicher Behandlung wegen Kreislaufstörungen. Mehrfach waren Thrombosen aufgetreten. Seit Sommer 1972 setzten außerdem Kopfschmerzen, starkes Schwindelgefühl und zuletzt wiederholt Ohnmachtsanfälle ein. Patient konnte seinen Beruf nicht mehr ausüben. Der Befund in einer neurologischen Klinik ergab Störungsaufzeichnungen (EEG) in der linken oberen Kopfseite, ob wegen eines Blutgerinnsels oder als Beginn einer Tumorbildung, konnte nicht geklärt werden.

Die ersten Behandlungen mußten außergewöhnlich weich ausgeführt werden, da alle Zonen extrem schmerzhaft reagierten. Nach der 3. Reflexzonenmassage am Fuß begann der Kopfdruck zu weichen, der Befund der abnormen Zonen konzentrierte sich nur noch auf Kopf-, Becken- und Herzzonen. Die beschwerdefreien Intervalle wurden bedeutend länger. Die Kontrolluntersuchung nach 3 Monaten ergab normale EEG-Werte. Der Patient ist seither beschwerdefrei.

Als Randerscheinung bemerkte er erstaunt, daß seine Zehen so schmerzfrei geworden waren, daß er seit 30 Jahren zum ersten Mal wieder ohne Spezialschuhe normal gehen konnte.

Fieberhafter Infekt

Kind, 7, still, schlank, sensibel, litt seit über einem Jahr an chronischem Schnupfen, Kopfdruck, allgemeiner Mattigkeit und immer wiederkehrenden fieberhaften Infekten. Es mußte vor jeder unfreundlichen Witterung abgeschirmt werden, weil es sonst am nächsten Tag mit hohem Fieber das Bett hüten mußte. Seine Leistungen in der Schule ließen nach.

Die Füße zeigten Bronchial-, Nebenhöhlen-, Nieren- und Milzzonen sehr schmerzhaft. Nach der 3. und 4. Behandlung wurde der Schnupfen, der sonst nur wäßrig war, eitrig-gelb, dazu stellte sich ein lockerer Husten ein. Nach der 6. Reflexzonenmassage am Fuß berichtete das Kind erstaunt, daß es wieder riechen könne und daß der Kopfdruck verschwunden sei.

Es wurden 10 Behandlungen durchgeführt, genau auf die jeweilige Schmerzgrenze des Kindes abgestimmt. Mehrmaliges Naßwerden im

Regen brachten keine Verschlechterung; das Kind macht auch nach 1½ Jahren weiterhin einen lebhaften, heiteren Gesamteindruck.

Gallenkolik

Eigenbericht eines Masseurs: Im Verlauf einer schweren Infektion trat plötzlich und ohne Vorwarnung eine heftige Gallenkolik auf. Der herbeigerufene Therapeut setzte die Gallenblasenzone von beiden Seiten (Fußsohle und -rücken) ca. 10 Sekunden unter starken Druck, die Kolik war wie weggeblasen und hinterließ keinerlei Nachwehen.

Gastritis

Notar, 49, litt seit Jahren an einer chronisch rezidivierenden Gastritis, begleitet von saurem Aufstoßen und Sodbrennen. Der Befund am Fuß zeigte überempfindliche Oberbauch-, Dünndarm- und Anal/Rektalzonen. In der Zone des Magenausgangs wurde eine Narbe entdeckt, an die sich der Patient nicht erinnern konnte. Nach der Unterflutung der kleinen Narbe verspürte er ein Wärme- und Entspannungsgefühl im ganzen Bauch. Da seine Beschwerden spontan verschwunden waren und er in großem beruflichen Zeitdruck stand, kam erst ein Jahr später nach einer Sportverletzung wieder. Sein Magen war nach wie vor schmerzfrei.

Gelenkrheuma

Hotelbesitzerin, 68, kam wegen starker Schmerzen aller großen Gelenke in die Behandlung. Sie war kaum noch fähig, sich allein an- und auszukleiden. Sie hatte verschiedene Moor- und Fangokuren erfolglos hinter sich.

Der Tastbefund am Fuß ergab, daß die Reflexzonen der Nieren und des gesamten Darmtraktes wesentlich empfindlicher waren als die Gelenkzonen. Nach 5 Reflexzonenmassagen war Patientin voll bewegungsfähig, Nieren und Darm schieden große Mengen an übelriechenden Belastungsstoffen aus. Insgesamt wurden 12 Behandlungen verabreicht. Ein Jahr später berichtete sie, daß es ihr unvermindert gut gehe. Sie meldete sich für den folgenden Herbst zu einer 2. vorbeugenden Therapieserie an.

Geschmacksnervenstörung

Winzersfrau, 43, kam wegen einer Osteochondrose zur Massage. Dabei erzählte sie deprimiert, daß sie seit 8 Monaten an einer Geschmacksnervenstörung litt. Alles, was sie aß oder trank, schmeckte nach Essig. Verschiedene Spezialbehandlungen hatten nicht angesprochen.

Tastbefund am Fuß: Kopf-, Hals-, Lymphzonen sehr druckempfindlich, ebenso alle Zonen des Oberbauches. Nach der 3. Reflexzonenmassage am Fuß stellten sich erstmals kurzfristige Veränderungen des gestörten Geschmackes ein. Nach 10 Behandlungen kam sie strahlend und meinte treuherzig: „Ich habe vor Freude an meinem wiedergewonnenen Geschmack 6 Stücke Geburtstagskuchen auf einmal gegessen! Er schmeckte noch besser als früher!" Es wurden insgesamt 16 Reflexzonenmassagen am Fuß verabreicht, die Störungen sind nicht mehr aufgetreten.

Gleichgewichtsstörungen

Ein 6jähriges Rhesus-geschädigtes Kind litt an Gleichgewichtsstörungen (Ataxie), hatte eine fast unverständliche Aussprache durch massiven Speichelfluß und sollte deshalb in eine Sonderschule kommen, obwohl es geistig nicht behindert war.

Fußbefund: Alle Kopfzonen prall gespannt, Schilddrüsen-, Urogenital- und lymphatische Zonen des Rachenringes und der Beckenorgane sehr druckempfindlich. Nach der 2. Reflexzonenmassage am Fuß wurden die Hände des Kindes auffallend ruhig, der Speichelfluß war stark vermindert, die Sprache und die Gleichgewichtsstörungen wesentlich verbessert.

Innerhalb von 2 Monaten wurden 15 Reflexzonenmassagen gemacht. Danach bestand das Kind den Aufnahmetest in die Volksschule. Die Behandlungen werden in größeren Zeitabständen wiederholt, besonders dann, wenn durch besondere Belastungen der Speichelfluß wieder auftritt. Wenige Behandlungen bringen die Symptome jeweils zum Verschwinden, die Ataxie tritt überhaupt nicht mehr auf.

Halswirbelsäulensyndrom

Hausfrau, 57, bekam vor ca. 10 Jahren eine Zahnprothese im Oberkiefer. Sie litt seit 8 Jahren an zunehmenden Beschwerden in der Halswirbelsäule. Im Röntgenbild wurden keine wesentlichen Veränderungen dort festgestellt, Patientin sprach nicht auf Tabletten, Injektionen und Bestrahlungen an.

Bei der ersten Reflexzonenmassage am Fuß fand sich ein spitzer, stechender Schmerz in den Zonen der linken hinteren Zahngruppe. Nach zweimaliger intensiver Behandlung bekam die Frau heftige Schmerzen, verbunden mit Schwellung und Rötung der linken Gesichtshälfte. Eine Röntgenaufnahme des Kiefers zeigte einen großen Zahnwurzelrest, der kieferchirurgisch entfernt wurde. Seitdem hat die Patientin keine Nacken- und Halswirbelsäulen-Beschwerden mehr.

Hämorrhoiden

Büroangestellte, 53, benutzte seit Monaten Zäpfchen und Salben gegen ihre juckenden und blutenden Hämorrhoiden. Bevor sie sich zur Operation entschloß, wollte sie einen Versuch mit der Reflexzonenmassage am Fuß machen. Der Sichtbefund zeigte prall gestaute Zonen um die inneren Knöchel (Kleinbeckenzonen), die blauschwarz verfärbt und brüchig erschienen. Der Tastbefund ergab in den Dünn- und Dickdarm- und in den unteren Wirbelsäulenzonen erhebliche abnorme Befunde. Die gestauten Zonen um die Knöchel wurden während der ersten 4 Reflexzonenmassagen am Fuß nicht berührt, denn die Frau hatte verständlicherweise Angst vor einer Entzündung. Statt dessen wurden die Zonen um beide Handgelenke (die denen der Füße entsprechen) intensiv durchmassiert. Danach war die starke Dunkelfärbung und Schwellung in den Knöchelgebieten erheblich zurückgegangen und diese Zonen konnten weich in die Behandlung mit einbezogen werden.

Der nächtliche Juckreiz verschwand, der Darm entleerte sich ohne Schmerzen und Blutverlust. Nach 20 Reflexzonenmassagen stellte sich die Patientin ihrem Arzt wieder vor, der daraufhin von einer Operation absah. Die Frau selbst beobachtete außerdem, daß ihre Oberschenkel und ihr Gesäß nach der Behandlungsserie nicht mehr kalt waren und daß sie wesentlich leichter gehen konnte.

Hepatitis — infektiös

Eigenbericht eines Therapeuten:

„Vor 2 Jahren erkrankte ich akut an einer Virushepatitis. Schon Wochen vorher bemerkte ich starken Schmerz beim Stehen in den Fußzonen Leber, Magen, Solarplexus, der sich bis zum Ausbruch der Erkrankung zunehmend auf einen Punkt in der Leberzone konzentrierte. Dort bildete sich ein sichtbarer, scharf umgrenzter bläulicher Bereich von etwa 1 cm Durchmesser.

Während des Krankenhausaufenthaltes arbeitete ich häufig in den empfindlichen Zonen des gesamten Oberbauches und der Milz. Die Leberzone konnte ich nur nach vorsichtigem Einschleichen berühren. In dem Maße wie sich mein Zustand verbesserte, wurde auch die Leberzone belastbarer und der bläuliche Punkt verblaßte langsam, ist aber bis heute noch ganz schwach erkennbar als leichte Hellerfärbung der Haut."

Herdprovokation

Ein Berufssportler, 21, litt seit mehreren Wochen an starken Schmerzen im unteren Wirbelsäulenbereich. Er wurde mit verschiedenen Methoden ohne Erfolg behandelt. Wettkämpfe waren nur mit schmerzstillenden Injektionen möglich.

Die Zonen der unteren Wirbelsäule ergaben einen extrem schmerzhaften Tastbefund, überraschenderweise die des Kopfes ebenso. Nach der 3. Reflexzonenmassage am Fuß trat nachts Fieber mit heftigen Zahnschmerzen auf. Der Zahnarzt stellte einen entzündlichen Herd an dem äußerlich gesund aussehenden Zahn fest. Nach der Zahnextraktion traten nie mehr Rückenschmerzen auf.

Herzbeschwerden

Ingenieur, 55, wurde in Intervallen zur Massage überwiesen. Außer über Rückenschmerzen klagte er schon seit 8 Jahren über stetig zunehmende Herzbeschwerden, die auch durch Medikamenteneinnahme nicht gebessert wurden. Es stellten sich Gleichgewichtsstörungen, Angstgefühle und Unsicherheit beim Autofahren ein.

Der Tastbefund wies eine geringfügige Belastung der Herzzone auf; Leber-Gallenblase, Zwerchfell, Magen, Duodenum und Schultergürtel waren wesentlich druckempfindlicher. Die erste Reflexzonenmassage am Fuß brachte eine Lösung der Rücken- und Rippenverspannungen, der Patient stellte erleichtert fest, daß er endlich wieder einmal frei durchatmen könne. Im Lauf von 10 Behandlungen gingen übelriechende Gase ab, die Verdauung normalisierte sich. Auf Anraten geht er jetzt regelmäßig einmal wöchentlich in die Sauna und ist seit mehr als 2 Jahren ohne Beschwerden.

Ischialgie

Schreinermeister, 46, war seit 6 Wochen arbeitsunfähig und wegen Ischialgie krankgeschrieben. Spritzen, Salben und heiße Packungen brachten keine Besserung. Er kam hinkend und mit beträchtlichen Schmerzen zur Behandlung.

Die Zonen des kleinen Beckens, die untere Wirbelsäule und vor allem die Nierenzonen verursachten sehr starke Schmerzen. Dies verwunderte, denn der Mann rühmte seinen klaren Urin. Nach der ersten Reflexzonenmassage am Fuß waren die Beschwerden beim Gehen etwas geringer, nach der 3. war er fast schmerzfrei, nach der 4. konnte er seiner Arbeit wieder nachgehen. Der Urin wies jedoch jetzt starke Trübung und scharfen Geruch auf. Nach 8 Reflexzonenmassagen am Fuß normalisierte sich der Urin in Geruch, Farbe und Menge, die Schmerzen blieben endgültig verschwunden.

Kopfschmerzen

11jähriges Mädchen litt seit dem 5. Lebensjahr, als es ein Schwesterchen bekam, an heftigen Anfällen von linksseitigen Kopfschmerzen mit nachfolgendem Erbrechen, das zum Beginn der Erkrankung alle 6—8 Wochen, jetzt alle 10 Tage auftrat.

Befund: Stark linksseitige Fußbelastung in den Zonen des Kopfes, des Harnleiters, der unteren Wirbelsäule und der Genitalzonen. Nach der 3. Reflexzonenmassage am Fuß ließen die Anfälle in ihrer Heftigkeit nach, von der 7. Behandlung an bekam das Mädchen eine rosige Gesichtsfarbe. Es folgte eine längere Pause durch Urlaub und

Ferien. In dieser Zeit stellte sich in 3wöchigen Abständen ein vages generelles Unwohlsein ein. Nach einigen Monaten folgten weitere 6 Reflexzonenmassagen und seit über 2 Jahren sind alle Beschwerden verschwunden.

Krampfanfälle

Mit etwa 6 Monaten bekam O., ein Zwillingskind, die ersten krampfartigen Anfälle. Ein längerer Aufenthalt in der neurologischen Klinik brachte keine Verbesserung des Zustandes. Das Kind lag kraftlos auf dem Rücken, Versuche, es hinzusetzen, mißlangen.

Befund der Füße: Beide Füße eiskalt, besonders die Zehen, deren Beeren prall gefüllt waren. Auf dem Fußrücken unmittelbar über den Grundgelenken eine gedunsene feste Quellzone, die sehr berührungsempfindlich war. Nach der 3. vorsichtigen Behandlung meinte die Mutter, das Kind zeige Reaktionen auf das elterliche Kontaktbemühen. Nach der 4. Reflexzonenmassage am Fuß war ein kurzes Aufsetzen möglich, ohne daß der Junge dabei in sich zusammenknickte. Im Sitzen fiel besonders auf, daß die linke Brustkorbhälfte sehr erschlafft war.

Die Füße waren nun bereits vor jeder Behandlung wesentlich wärmer und fühlten sich lebendiger an. Es setzten deutliche Krabbelversuche ein. Nach 12 Reflexzonenmassagen war das Kind nahezu normal ansprechbar und hielt im Sitzen auch über längere Zeit selbst das Gleichgewicht, obwohl die linke Seite immer noch etwas herunterhing.

Nach 3 Monaten wurde eine Wiederholungsserie der Behandlung durchgeführt, denn O. tendierte zum einseitigen Umfallen bei seinen ersten Gehversuchen. Die Füße waren erstaunlich beschwerdefrei, nur in den Kopf- und Wirbelsäulenzonen zeigten sich noch geringe abnorme Befunde, die mit 8 weiteren Reflexzonenmassagen am Fuß behoben waren. Das Kind bekam deutlich mehr Stabilität beim Laufen und ist jetzt kaum noch von seiner Zwillingsschwester zu unterscheiden.

Krämpfe in den Beinen

Industrieberater, 48, kam mit völlig überlasteten und verkrampften Beinen und Füßen zur Behandlung. Augenlicht, Gedächtnis und

Gehör ließen merklich nach, Kreislaufbeschwerden und Rückenschmerzen gesellten sich dazu.

Die Füße zeigten starke Verhornung um beide Fersen herum (Beckenzonen) und am Grundglied der großen Zehen (Nackenzonen). Der Tastbefund ergänzte den Sichtbefund, denn alle Zonen des kleinen Beckens, des Kopfes und des Schultergürtels waren sehr druckempfindlich. Die erste Reflexzonenmassage am Fuß brachte eine Entspannung in der gesamten Muskulatur des Rückens und der Beine.

Es waren allerdings 15 Behandlungen notwendig, bis der Patient seinen Beruf wieder ganz ohne Beschwerden ausüben konnte. Das nächtliche Umhergehen wegen der Krämpfe in den Beinen und Spannungen mit Hitze in den Füßen war danach jedoch völlig verschwunden, Augenlicht, Gehör und Gedächtnis waren erheblich gebessert.

Leistenhoden

Ein 12jähriger Junge, dessen Lehrer über seine zunehmende Leistungsunfähigkeit und generelle Apathie klagten, zeigte auch auf verschiedene Kräftigungsmittel keine Besserung. Der Tastbefund am Fuß ergab Störungen in der Durchblutung der Genitalzonen, des Kopfes, der Nebennieren und des Magens. Die ärztliche Untersuchung bestätigte, daß ein sogenannter Kryptorchismus (Leistenhoden) vorhanden war.

Im Verlauf von 10 Reflexzonenmassagen am Fuß trat der zurückgehaltene Hoden tiefer bis in seine normale Lage. Seit der Zeit ist der Junge wesentlich leistungsfähiger und ausdauernder und wurde im Lauf von einem Jahr einer der besten Schüler seiner Klasse.

Menstruationsbeschwerden

Verwaltungsangestellte, 38, meldete sich wegen starker Schmerzen vor und während der monatlichen Regel zur Reflexzonentherapie. Die Menstruation verlief in unregelmäßigem Zyklus und war mit Depressionen verbunden.

Der Sichtbefund zeigte einen atonischen, grauen Fuß, der Schwielen in der Schilddrüsen- und Zwerchfellzone und einen etwa 6 mm starken Hornhautring um beide Fersen (Organzonen des Beckens) aufwies. In der Kreuzbeinzone rechts hatte sie einen erbsengroßen braunen Leberfleck.

Der Tastbefund ergab einen kühlen feuchten Fuß, der auf leichten Druck generalisiert schmerzte. Die ersten beiden Reflexzonenmassagen dauerten nur 10 Minuten, da die Patientin sehr rasch Zeichen einer Überdosierungsgefahr zeigte. Zur 3. Behandlung kam sie überraschend heiter und ausgeglichen und berichtete, daß sie tief und traumlos geschlafen habe. Der Fuß war jetzt normal belastbar, die ausgedehnte Druckempfindlichkeit war bis auf Schmerzen in den Zonen des Endokriniums und der Kleinbeckenorgane verschwunden.

Nach der 6. Reflexzonenmassage am Fuß trat die Menstruation ein, die ganz beschwerdefrei verlief. Selbst das gewohnte Spannen und Ziehen in der Brust, ihr sonst als Vorbote bekannt, blieb aus. Nach dem Abklingen der Regel (Patientin wurde in der Zeit mit weichen Griffen in den Genitalzonen entlastet) blieb ein brauner übelriechender Fluor bis zur Zeit des nächsten Eisprungs. Seitdem fühlt sie sich physisch und psychisch so wohl wie schon lange nicht mehr. Zur weiteren Stabilisierung wurden ihr Kuhne-Reibesitzbäder [12, 13] empfohlen.

Migräne

Der 42jährige Patient klagte über fast täglich auftretende Migräne, die seit 10 Jahren bestand. Seine Weiterbeschäftigung war wegen des häufigen Arbeitsausfalls gefährdet.

Der Tastbefund zeigte empfindliche Zonen des Kopfes, der Leber, des Magens und aller lymphatischen Organe. Die Füße wurden 14mal behandelt, in 3tägigen Abständen. Nach der 7. Reflexzonenmassage am Fuß brauchte der Mann keine Medikamente mehr und es trat auch bei stärkerer Berufsbelastung kein Rückfall auf.

Der Patient stellte erstaunt fest, daß sich auch der Kreislauf ganz erholt hatte, obwohl er keine kreislaufstützenden Mittel mehr einnahm.

Neuralgie des Kopfes

Hausfrau, 43, kam zur Therapie, weil sie seit vielen Jahren unter einer starken Neuralgie im Kopf litt.

Am Fuß waren stark schmerzende Zonen der Kieferhöhlen, des linken Ohres und der Bronchien zu finden. Zwischen der 4. und 5. linken Zehe hatte sich ein Fußpilz ausgebreitet, der wiederkam, sobald die aufgepinselten antimykotischen Mittel einige Tage ausgesetzt wurden. Die ersten 3 Reflexzonenmassagen am Fuß brachten lediglich eine ausgeprägte Allgemeinentspannung und tieferen Schlaf. Nach der 4. Reflexzonenmassage am Fuß stellten sich unvermittelt grippeähnliche Beschwerden ein, von hohem Fieber und starker eitriger Schleimabsonderung aus Nase und Rachen begleitet. Die Patientin hatte noch nie zuvor solch eine heftige Erkrankung erlebt. Auf Anraten des Arztes ließ sie das Fieber ohne fiebersenkende Mittel abklingen. Danach hatte sie alle neuralgischen Beschwerden verloren. Auch der Fußpilz heilte ganz aus.

Nierensteine

Bauschlosser, 54, hatte früher schon Nierensteine, die mit Hilfe eines Eingriffes (Schlinge) geholt werden mußten. Als sich vor 2 Jahren wieder Steine festgesetzt hatten, entschloß er sich vor einem operativen Eingriff zu einer Serie von Reflexzonenmassagen am Fuß.

Der Befund wies starke Schmerzen in der linken Nieren- und unteren Wirbelsäulenzone auf. Nach 2maliger intensiver Behandlung beobachtete der Patient anhand der Lokalisation der Rückenschmerzen ein fortlaufendes Tieferwandern der Steine. Nach 11 Tagen kamen 2 Steine mit wehenartigen Koliken und Blutungen durch die Uretermündung in die Blase. Die Schmerzen im Rücken und an der Fußsohle hörten schlagartig auf. Nach weiteren 2 Tagen gingen die beiden Steine durch die Harnröhre ab. Mikroskopisch handelte es sich um Oxalatsteine.

Obstipation, chronisch

Hausfrau, 71, blaß, schlank, hager, hatte für ihre Hüfte Fangopackungen erhalten, die ihr jedoch keine Besserung brachten. Dabei stellte sich heraus, daß sie seit Jahrzehnten an schweren Darmstörungen litt.

Befund: Beide Füße waren in der Gewebespannung atonisch, machten einen „müden" zerknitterten Eindruck und waren besonders in allen Gelenk- und Verdauungszonen äußerst druckschmerzhaft. 5 Reflexzonenmassagen am Fuß verbesserten ihren Zustand so, daß die Hüftschmerzen nachließen, die Darmstörungen hielten noch an. Von einer Behandlung zur anderen wurde die Haut der alten Dame jedoch frischer, der weiße Zungenbelag ließ nach. Nächtliche Schweißausbrüche am ganzen Körper wiesen starken Geruch auf, einige Tage lang bildeten sich kleine „Pickel" auf der Haut. Von der 11. Reflexzonenmassage am Fuß an begann der Darm besser zu arbeiten, übelriechende Gase gingen ab in Verbindung mit auffallend dunklem harten Darminhalt.

Nach 30 Reflexzonenmassagen am Fuß wies Patientin geregelte Verdauung auf und machte einen frischen und beschwingten Eindruck.

Ohrenerkrankung

Masseur, 37, hatte in der Jugend viele Anginen und im Anschluß daran mit 18 Jahren eine Nierenbeckenentzündung mit Hämaturie (Nierenbluten). Seit einem halben Jahr klagte er über Druck- und Spannungsgefühl bis zu Schmerzzuständen in beiden Ohren. Eine fachärztliche Untersuchung ergab Abnutzung des Flimmerepithels, vermutlich ausgelöst durch Umwelteinflüsse wie Lärm, Abgase etc. Es konnte ihm keine erfolgversprechende Therapie empfohlen werden, die Störung sei irreparabel und könne sich mit zunehmendem Alter noch verschlechtern.

Der Tastbefund ergab schmerzhafte Zonen in den oberen Lymphwegen, Tonsillen, beiden Nieren und im Kleinbeckengebiet. Nach der 1. Reflexzonenmassage am Fuß waren die Ohren spontan schmerzfrei und sind es bis heute ununterbrochen geblieben.

Ohrenschmerzen, akut

Als seine Mutter den 2jährigen Michael in die Praxis brachte, schrie das Kind kläglich und rieb sich mit der Faust das rechte Ohr, das hochrot und heiß war. Eine nähere Untersuchung war nicht möglich, weil sich das Kind zu sehr wehrte.

Die Reflexzone des rechten Ohres wurde 2 Minuten unter gleichmäßigen, sedierenden Druck gesetzt, das Kind schlief auf dem Schoß der Mutter ein und die Schmerzen kamen nicht wieder.

Prolaps

Hausfrau, 83, litt seit der Geburt ihres letzten Kindes (!) an einem Darmvorfall.

Der Befund am Fuß ergab Belastungen im gesamten kleinen Becken. Bereits nach der ersten Behandlung waren keine Beschwerden durch den Darmvorfall mehr zu spüren, 4 weitere Reflexzonenmassagen festigten das spontane Ergebnis.

Prostatitis und Miktionsbeschwerden

Teilnehmer eines Therapiekurses in Reflexzonenmassage am Fuß, 43, erhielt von seinem Übungspartner den Hinweis, daß unter anderem die Zonen der Prostata besondere Empfindlichkeit zeigten. Er verspürte zu diesem Zeitpunkt keinerlei Beschwerden in diesem Organ. 8 Wochen später trat eine schmerzhafte Prostatitis mit Miktionsbeschwerden auf. Die Prostata erwies sich beim Digitalbefund als stark hypertrophiert.

Nach 10 Reflexzonenmassagen am Fuß waren die Krankheitserscheinungen verschwunden, der Harnstrahl wieder kräftig und der nächtliche Harndrang beseitigt. Die ärztliche Kontrolluntersuchung ergab eine weitgehend normalisierte Prostata.

Pylorusspasmus

Der 4 Monate alte Enkel von Bekannten sollte 2 Wochen nach einem gemeinsamen Urlaub wegen Pylorusspasmus (Magenpförtnerkrampf) operiert werden.

Die Therapeutin bat, ihr das Kind zu zeigen, weil sie sich dessen Füße ansehen wollte.

Der Tastbefund ergab einen prägnanten Druckschmerz in der Magenzone und im Gebiet des Plexus solaris. Am nächsten Tag wurde berichtet, daß das Kind erstmals seine Nahrung nicht erbrochen hatte. Zwei weitere Reflexzonenmassagen am Fuß folgten, die Großmutter wurde unterwiesen, die empfindlichen Zonen jeden 2. Abend vorsichtig zu massieren.

Ein halbes Jahr später kam der Junge erneut zu Besuch, die geplante Operation war wegen des normalisierten Gesundheitszustands des Kindes nicht durchgeführt worden.

Raucherbein

Ingenieur, 67, der einen Nikotinkonsum von 40 Zigaretten täglich hatte, konnte nur mehr Gehstrecken unter 50 m ohne größere Pausen zurücklegen. Vor Beginn der Reflexzonenmassage am Fuß wurde die Bedingung einer sofortigen totalen Nikotin-Abstinenz gestellt. Der Patient willigte ein.

Der Tastbefund zeigte anfänglich schmerzhafte Zonen über den ganzen Fuß verteilt; erst nach 8 Behandlungen prägten sich spezielle Zonen der Atmungsorgane, des Herzens und der Kleinbeckenorgane aus. Von der 2. Behandlung an stellte sich ein zäher vielfarbiger Auswurf ein, der fast 6 Wochen unvermindert anhielt. Nach insgesamt 16 Reflexzonenmassagen am Fuß konnte der Patient 3 Stunden ohne Unterbrechung und ohne Schmerzen wandern.

Reizblase

Näherin, 50, sehr lebhaft und vielbeschäftigt, litt seit 3 Jahren an Symptomen einer Reizblase. Der Urologe und Gynäkologe konnten keinen organischen Krankheitsbefund aufdecken.

Die Füße zeigten schmerzhafte Zonen der Blase, des Plexus solaris, der unteren Wirbelsäule und vor allem des Rachens.

Nach der 1. Behandlung waren die Intervalle zwischen den Blasenentleerungen bereits 3 Stunden, aber sie bekam einen starken Schnupfen, der 2 Tage anhielt.

6 Reflexzonenmassagen am Fuß genügten, die Patientin ganz beschwerdefrei zu bekommen. Ein Jahr später fühlt sie sich unverändert wohl.

Rückenschmerzen, akut

Hausfrau, 60, lag steif im Bett und war seit 3 Tagen unfähig aufzustehen, wegen akuter Beschwerden im rechten Bein und in der unteren Kreuzgegend.

Die 1. Reflexzonenmassage am Fuß erfolgte in sehr leichter Form und wurde wegen der starken Schmerzen auf den Atemrhythmus der Patientin abgestimmt. Die Behandlung konzentrierte sich auf die untere Wirbelsäule und auf den rechten Beckenbereich. Nach 15 Minuten waren diese Zonen wesentlich belastbarer geworden. Patientin hatte allerdings Angst vor der geringsten Bewegung. Sie ließ sich mühsam zu vorsichtigem Anwinkeln des rechten Beines überreden und stellte fest, daß weder Rücken noch Bein in der Beweglichkeit behindert waren. Sie riskierte den Gang ins Eßzimmer und zurück und schlief erleichtert und entspannt. Der Morgenharn, der einige Stunden stehen geblieben war, zeigte starke rötliche Satzbildung.

Am nächsten Tag konnte sie ohne fremde Hilfe den Weg zu ihrem Hausarzt machen.

Sehschwäche

Die 72jährige rüstige und aktive Rentnerin erblindete innerhalb von 3 Monaten ohne ersichtlichen Grund fast ganz. Da sie unter keinen Umständen in ein Altenheim wollte, unternahm sie jeden nur möglichen Versuch, ihr Augenlicht wiederzugewinnen, jedoch ohne Erfolg. Schließlich kam sie zur Reflexzonenmassage am Fuß.

Der Tastbefund ergab sehr stark schmerzende Augen-, Nieren- und Blasenzonen. Zwischen Zehen 2 und 3 war außerdem seit ca. 4 Monaten ein hartnäckiger juckender Fußpilz aufgetreten, für den sie keine Erklärung wußte.

Nach der 2. Reflexzonenmassage am Fuß schlief Patientin die ganze Nacht durch, ohne wie sonst 4—6mal die Blase entleeren zu müssen.

Sie erzählte bei der 3. Behandlung, daß sich der trübe Schleier vor ihren Augen lichtete, so daß sie wieder Farben erkennen könne. Bereits nach der 4. Reflexzonenmassage war sie wieder imstande, abends in ihrer Bibel zu lesen. Sie kam inzwischen zur 4. Behandlungsserie innerhalb von 4 Jahren, jedoch nie mehr wegen der Augen, sondern wegen verschiedener anderer altersbedingter Störungen.

Schilddrüsenüberfunktion

Geschäftsfrau, 39, Mutter von 4 sehr lebhaften Kindern, klagte zunehmend über Symptome einer Schilddrüsenüberfunktion. Sie magerte rapide ab, weinte bei der geringsten Belastung und konnte nachts nicht mehr schlafen.

Die 1. Reflexzonenmassage am Fuß wurde nach 10 Minuten unterbrochen, da die Patientin heftig zu weinen und zu zittern anfing. Erst bei der 2. sehr behutsam ausgeführten Behandlung konnte ein Tastbefund erstellt werden, der abnorme Zonen in sämtlichen innersekretorischen Drüsen, in Plexus-solaris- und Kopfgebiet ergab.

Während der folgenden Massagen wurden jeweils überwiegend ausgleichende Streichungen gemacht. Von der 5. Reflexzonenmassage an konnte eine Stabilisierung des Zustandes beobachtet werden. Patientin schlief erstmals wieder die ganze Nacht durch, das überreizte Nervensystem beruhigte sich langsam. Nach der 8. Behandlung trat die Menstruation ohne Schmerzen und mit relativ geringem Blutverlust auf. Mit deren Abklingen war das überaus lästige Globusgefühl („Kloß im Hals", Räusperzwang) ganz verschwunden. Patientin hatte nach 16 Reflexzonenmassagen am Fuß 6 kg an Gewicht zugenommen und war der Ansicht, sich selbst und ihre Situation endlich wieder im Griff zu haben.

Schluckauf

Ein überarbeiteter Büroangestellter, 52, hatte 6 Stunden ununterbrochen Schluckauf, der sich durch nichts beruhigen wollte. Nach Geschäftsschluß kam er deprimiert zur Behandlung. Ein weicher Dauerdruck von 2 Minuten in der Zwerchfellzone genügte, ihm den Schluckauf zu nehmen.

Schulter-Arm-Syndrom

Landwirt, 63, litt seit $1^{1}/_{2}$ Jahren unter einem rechtsseitigen Schulter-Arm-Syndrom. Sämtliche Behandlungen, Injektionen und über 30 lokale Massagen mit heißen Packungen brachten keine Besserung.

Die Füße zeigten eine auffällige Hallux-valgus-Stellung der Großzehen. Die Zonen der Wirbelsäule, des Schultergürtels, der Leber und beider Nieren waren druckempfindlich.

Nach 4 Reflexzonenmassagen am Fuß konnte die Schulter besser bewegt werden, der Patient bekam einen Tag lang übelriechenden Durchfall. 15 Behandlungen brachten alle Beschwerden zum Abklingen, er kann heute, 3 Jahre später, alle Arbeiten und Bewegungen ohne Einschränkung verrichten.

Tortikollis, akut

Über Nacht bekam ein 55jähriger Autoverkäufer einen steifen und extrem schmerzhaften, schiefgestellten Hals und konnte Kopf, Hals und Schultergürtel nur unter größter Anstrengung bewegen.

Er wurde zu Hause 10 Minuten lang an den Reflexzonen der Füße behandelt. Im Mittelpunkt stand ein vorsichtiges, aber intensives Großzehenkreisen, das reflektorisch die Nackenmuskulatur entspannte. Seine Bewegungsunfähigkeit und die starken Schmerzen waren spontan und bleibend verschwunden. Er konnte am gleichen Abend noch 3 Autos verkaufen.

Unfallnachbehandlung

Fabrikant, 39, passionierter Reiter, stürzte so unglücklich vom Pferd, daß er sich erhebliche Prellungen an der oberen Wirbelsäule und linken Schulter zuzog. Er wurde von seinem Freund zur Röntgenaufnahme gefahren, die keine Knochenverletzungen ergab, und anschließend zur Reflexzonenmassage am Fuß gebracht. Innerhalb von 30 Minuten waren seine Schmerzen behoben, der Mann konnte die Praxis ohne fremde Hilfe verlassen. Es folgten 3 weitere Behandlungen, um das gute Resultat zu festigen, danach meldete er sich zum nächsten Turnier an.

Varizen

Kellnerin, 36, klagte über starke Stauungen und Venenschmerzen in den Beinen. An der rechten Wade hatte sich eine heiße, etwas gerötete Stelle gebildet. Da die Füße selbst jedoch keine Krampfadern aufwiesen, konnte der Tastbefund ohne Bedenken erstellt werden.

Die Zonen der Beckenorgane (besonders Anal-Rektal-Zone), der Leber, des Dünndarms und der Milz reagierten mit starkem Schmerz. Bereits nach der 1. Reflexzonenmassage am Fuß spürte Patientin eine Erleichterung in den Beinen, die 6 Stunden anhielt. Die gerötete Stelle an der Wade wurde über die Entsprechungsstelle am Unterarm beeinflußt. Dort bildete sich bis zur 2. Behandlung ein Bluterguß, obwohl der Massagedruck nicht sehr stark war. Von dem Zeitpunkt an war die Entzündung in der Wade nicht mehr nachweisbar.

Im Lauf von 14 Reflexzonenmassagen am Fuß wurden die Knöchel an den Füßen wieder sichtbar, die Beine erheblich schlanker und ganz beschwerdefrei. Die Patientin berichtete über auffallend vermehrte Harnausscheidung seit der 3. Behandlung und hat seither auch keine Menstruationsbeschwerden mehr.

Wasserkopf (Hydrozephalus), **Rachitis**

Mädchen, 15 Monate alt, kam aus einem Pflegenest in die Behandlung. Es lag meist teilnahmslos in seinem Bettchen, außer, wenn es schlief, aß oder schrie. Es konnte weder sitzen, stehen noch laufen und sprach kein Wort. Im wachen Zustand führte der Kopf meist eine Pendelbewegung aus. Das Kind schrie, sobald der Kopf still lag. Amtsärztlich wurde Idiotie festgestellt.

Fußbefund: Die Großzehen waren beide prall gefüllt und angespannt. Nach der 1. Reflexzonenmassage am Fuß hörte die Pendelbewegung des Kopfes spontan auf und es trat sichtlich eine Beruhigung ein. Nach der 2. Behandlung richtete sich das Kind zum Staunen der Mutter und des Therapeuten unter größter Kraftanstrengung selbständig im Bettchen auf. Nach der 3. Behandlung, die ebenfalls ausschließlich in den Füßen stattfand, versuchte das Kind zu laufen. Von der 7. Reflexzonenmassage am Fuß an verhielt es sich normal. Der Kopf behielt seinen Umfang von 46,5 cm, der Körper wuchs von 62 auf 74 cm, die Relation Körper : Kopf normalisierte sich deutlich.

Nach 2 Jahren — das Kind ist jetzt wenig mehr als 3 Jahre alt — macht es einen normalen Eindruck. Die körperliche Entwicklung hinkt etwa um 4—6 Monate nach, das Mädchen ist bereits zu einer weiteren Serie von Reflexzonenmassagen am Fuß angemeldet.

Weinkrämpfe und Obstipation

Kind, 5¹/₂, konnte nur bei Licht schlafen, wachte nachts auf und bekam stundenlange Schrei- und Weinkrämpfe ohne äußerlich erkennbaren Grund. Der Junge war verschlossen und bekam schlecht Kontakt mit anderen Kindern. Stuhlgang war nur mit Abführmitteln möglich.

Befund am Fuß: Die Großzehen von plantar waren prall gespannt, Zonen des Solarplexus und aufsteigenden Dickdarms äußerst druckempfindlich.

Nach 10 Reflexzonenmassagen am Fuß 2mal wöchentlich war aus dem verstörten Jungen ein fröhlicher Spielgefährte geworden, der nachts ohne Licht durchschlafen konnte und täglich ohne Hilfsmittel Stuhlgang hatte.

Zahnextraktion — Nachbehandlung

Verkäuferin, 37, wurde ein Zahn im Oberkiefer gezogen. Dabei entstand zwischen Oberkiefer und Nasenhöhle ein Loch. Beim Atmen „zog" es in den Mund. Der Zahnarzt meinte, es würde ohne eine Operation nicht zuheilen.

Versuchsweise wurden 10 Behandlungen über die Reflexzonen der Füße gemacht. Nach Abschluß der Serie waren die Kieferzonen ganz schmerzfrei und das Loch war zugeheilt.

3. Teil

Alphabetisch geordnete Indikationsgebiete

Zur Beachtung

Die folgenden *Indikationshinweise* beruhen zwar auf der jahrzehntelangen Praxis mit den Reflexzonen der Füße, können jedoch nicht mehr als eine Orientierungshilfe *genereller Art* darstellen.

Wichtiger als die hier abgedruckten Vorschläge ist das Erfassen des *persönlichen Krankheitshintergrundes* und der *augenblicklichen Reaktionslage* des Patienten.

Das geschieht in jedem Fall durch das Erstellen eines individuellen *Sicht- und Tastbefundes* während der *ersten* Reflexzonenmassage am Fuß. Das Resultat ergibt eine brauchbare Arbeitsgrundlage für die folgende Therapie, wobei allerdings bedacht werden muß, daß sich gemäß der auftretenden *Reaktionen* auch die Befunde von einer Behandlung zur anderen ändern werden.

Der *Sichtbefund* ist ein erster Hinweis auf abnorme Zonen, der jedoch immer vom Tastbefund ergänzt und bestätigt werden muß, um Gültigkeit zu haben.

Der *Tastbefund* als schmerzhaft empfundene Antwort auf den gesetzten Therapiereiz weist auf *Vorfeldschäden, Organschwächen, akute* oder *chronische Störungen* hin.

Die schmerzhaften Zonen bei der ersten Reflexzonenmassage am Fuß unterteilen wir in:

1. die *symptomatischen Zonen*, bei denen die später folgende Therapie meist angesetzt wird, und

2. die *Kausalreflexzonen*, die den Hintergrund im geschädigten Gewebe- und Organmilieu erhellen.

Kausalreflexzonen, abgekürzt KRZ, sind solche Reflexzonen, die

a) ursächlich am Entstehen der vorliegenden Beschwerden beteiligt sind und

b) durch die bestehenden Beschwerden zusätzlich belastet werden können (z. B. Plexus solaris bei Schmerzzuständen, Lymphzonen bei Entzündungsprozessen etc.).

Die nachfolgend vorgeschlagenen Symptom- und Kausalreflexzonen müssen jeweils beim einzelnen Patienten *während der ersten Reflexzonenmassage am Fuß* auf ihre *Brauchbarkeit hin überprüft* werden, um vom geschriebenen Buchstaben in die eigentliche lebendige Praxisarbeit zu kommen. Dann ist der Indikationsteil das, was er sein möchte:

Ein Wegweiser, der zwar den Weg nicht selbst geht, aber die Richtung aufzeigen kann.

Die *schematische Darstellung* auf den bunten Tafeln kann naturgemäß nicht die *individuellen Abweichungen* am einzelnen Fuß erfassen; diese lassen sich nur durch aufmerksames Beobachten und einfühlendes Tasten ermitteln.

Allergien, Ekzeme

Symptomzonen: Inkretsystem, Lymphbereiche.
KRZ: Leber-Gallenblase, Dünndarm, Dickdarm, Nieren, Milz, Solarplexus. Foci (Focus = Störfeld). Ernährung!

Apoplexie

Symptomzonen: Alle Kopforgane (bes. die Großzehe, welcher zonenmäßig die Stelle des Gehirntraumas zugeordnet ist), Solarplexus.
KRZ: Nieren, Herz, Genitale, Darm, Halswirbelsäule, Nacken, Milz.

Armbeschwerden

Fußzonen: Halswirbelsäule, Schultergürtel, Schultergelenk, Oberarm und Ellenbogen, Zähne.
Konsensuell an derselben Stelle am gegenüberliegenden Arm oder im *Energieaustausch* an der dazugehörenden Stelle am seitengleichen Bein.

Arthritis, Arthrosen

Symptomzonen: Alle Gelenke, bes. diejenigen, welche am meisten Beschwerden verursachen. Wirbelsäule.
KRZ: Dünndarm, Dickdarm, Magen, Leber-Gallenblase, Lymphbereiche des Schulter- bzw. Beckengürtels, Nieren — Nebennieren, Solarplexus, Milz, Nebenhöhlen, Zähne, Narben.

Asthma bronchiale

Symptomzonen: Atmungsorgane, Rachen, obere Lymphwege, Zwerchfell, Brustbein.
KRZ: Nacken, Hinterhaupt, Schultergürtel, alle Verdauungsorgane (bes. Dünndarm und Bauhin'sche Klappe), Inkretsystem (bes. Nebennieren), Milz, Herz, Wirbelsäule.
Im akuten Zustand Kupieren möglich über Schwimmhautfalten zwischen Zehe zwei und drei beidseits, und Zwerchfell.

Beinbeschwerden

Fußzonen: Untere Wirbelsäule, Beckenbereich, Hüft- und Kniegelenk, Zahn-Kiefergebiet.
Konsensuell an derselben Stelle am gegenüberliegenden Bein oder im *Energieaustausch* an der dazugehörenden Stelle am seitengleichen Arm.

Bettnässen

Symptomzonen: Harnableitende Wege, Genitale, Lymphwege des Beckens, Leistenkanal.
KRZ: Untere Wirbelsäule, Solarplexus, Inkretsystem. Evtl. Reizzonen der Erde und Störfelder aus der Umwelt ermitteln.

Bronchitis, Bronchiektasen

Symptomzonen: Atmungsorgane, Rachen, obere Lymphwege, Zwerchfell.
KRZ: Dünndarm (bes. Bauhin'sche Klappe), Dickdarm, Leber-Gallenblase, Schultergürtel, Milz, Genitale, Harnblase, Herz.

Brustdrüsenschwellungen lymphatischer Art

Symptomzonen: Brust, obere Lymphwege.
KRZ: Schultergürtel, Genitale, Solarplexus, Lymphbahnen des Beckens, Zähne!
Wenn keine Besserung bis nach der nächsten Menstruation, zum Facharzt überweisen.

Diabetes mellitus

Als unterstützende Maßnahme einer medikamentösen Therapie. (Ständige Überprüfung des Blutzuckerspiegels, bes. bei schweren Störungen).
Symptomzone: Bauchspeicheldrüse.
KRZ: Inkretsystem, Solarplexus (Schockdiabetes), Dünndarm, Dickdarm, Magen, Leber-Gallenblase, Milz, Augen, Zähne.

Durchblutungsstörungen (peripher)

Symptomzonen: Lymphbahnen des Beckens und des Schultergürtels, Wirbelsäule.
KRZ: Leber-Gallenblase, Dünndarm, Dickdarm, Solarplexus, Inkretdrüsen (bes. Bauchspeicheldrüse), Narben. Konsensuelle Zusammenhänge!

Durchfall

Symptomzonen: Dünndarm, Pylorus, Bauhin'sche Klappe.
KRZ: Solarplexus, Leber-Gallenblase, Dickdarm, Magen, Bauchspeicheldrüse, Inkretdrüsen, mittlere Wirbelsäule.

Epilepsie oder ähnliche Zustände (Petit mal, Absencen)

Als Zusatztherapie:
Symptomzonen: Inkretsystem, Solarplexus, Kopf, Lymphbereiche.
KRZ: Wirbelsäule, Leber-Gallenblase, Dünndarm, Dickdarm, Milz, Narben, Foci.

Frakturen

Zonen des betreffenden *Narbengewebes* suchen, Lymphbahnen, Solarplexus.
Bei Frakturen an den *Extremitäten:* Im konsensuellen und energieausgleichenden Sinne zusätzlich an den betreffenden Stellen mit üblichen Massagegriffen arbeiten.

Gallenblasenbeschwerden

Symptomzonen: Gallenblase plantar und dorsal, Leber, Dünndarm (bes. Duodenum).
KRZ: Rechter Anteil des Schultergürtels. Solarplexus (Ärger, Sorgen), Dickdarm, Bauchspeicheldrüse, Brustwirbelsäule. Ernährung!
Bei *Kolik:* Mit Sedierungsgriff arbeiten.

Gehirnerschütterung

Symptomzonen: Alle Kopfzonen, bes. Hinterhaupt, Halswirbelsäule.
KRZ: Solarplexus, Herz, obere Lymphwege, untere Wirbelsäule (Stauchungseffekt), Magen.

Gelenkserkrankungen

Außer den in Frage kommenden Reflexzonen und den notwendigen Kausalreflexzonen können die Gelenkpaare im Sinne der konsensuellen Reaktion und des Energieaustausches behandelt werden:
Hüftgelenk am Schultergelenk und umgekehrt,

Kniegelenk am Ellbogengelenk und umgekehrt,
Fußgelenk am Handgelenk und umgekehrt,
und jeweils am gegenüberliegenden gleichnamigen Gelenk.
Die Stellen werden mit üblichen Massagegriffen behandelt.

Glaukom

Als unterstützende Maßnahme zur fachärztlichen Therapie.
Symptomzonen: Kopf, besonders Augen, Sinusbereiche.
KRZ: Halswirbelsäule, Schultergürtel, obere Lymphwege, Zahn-Kiefergebiet, Nieren, Bauchspeicheldrüse, Solarplexus.

Hallux valgus, Hühneraugen, Hornhäute

sind meist äußeres Zeichen für innere Organbelastungen, wenn sie länger als einige Wochen bestehen, und müssen behandelt werden. Zusammenarbeit mit Fußpfleger!

Halswirbelsäulen-Syndrom

Symptomzonen: Halswirbelsäule, Nacken, Schultergürtel, Kopf.
KRZ: Untere Wirbelsäule, Solarplexus, Zähne, Haltungskorrektur (z. B. Eutonie) [22].

Herzerkrankungen, Kreislaufbeschwerden

organisch oder nervösen Ursprungs, auch zur *Infarktvorbeugung* oder *Nachbehandlung*.
Symptomzonen: Herz, linker Schultergürtel, Schultergelenk bis Ellenbogen, Brustbein (weich einschleichen beim Infarkt!).
KRZ: Zwerchfell, obere Lymphwege, Leber-Gallenblase, Magen, Dünndarm, Dickdarm (Zwerchfellhochstand — Gastrokardialer Symptomenkomplex), Halswirbelsäule (bes. 7. Halswirbel, Kreisen der Großzehen im Grundgelenk vorsichtig!), Milz, Solarplexus, Narben, Zähne.
Hinweis auf mögliche Unverträglichkeit von synthetischen Stoffen!

Heuschnupfen

Symptomzonen: Nasen-Rachenraum mit Sinushöhlen.

KRZ: Obere Lymphbahnen, Leber, Dünndarm (besonders Bauhin'sche Klappe), Dickdarm, Bronchien, Inkretsystem, Nieren, Milz.

Hyper- oder Hypotonie

Symptomzonen: Kopf, Nacken, Herz, Solarplexus.

KRZ: Schultergürtel, Nieren, Genitale, Wirbelsäule, Verdauungsorgane, Foci (Narben, Zähne), Inkretdrüsen.

Ischialgien, Lumbago

Symptomzonen: Untere Wirbelsäule, Beckenbereich.

KRZ: Nieren, Leber, Darm, Lymphbahnen des Beckens, Genitale, obere und mittlere Wirbelsäule, Foci, Solarplexus. Haltungskorrektur (z. B. Eutonie).

Kopfschmerzen, Migräne

Symptomzonen: Kopf (bes. Warzenfortsatz am Hinterhauptbein), Nacken, Halswirbelsäule.

KRZ: Schultergürtel, Lymphorgane, Dünndarm, Dickdarm, Magen, Leber, Gallenblase, Wirbelsäule, harnableitende Wege, Genitale (bei Frauen oft verbunden mit Menstruationsbeschwerden), Solarplexus, Foci. Haltungskorrektur (z. B. Eutonie).

Krampfadern, Phlebitis

Bei stark ausgeprägten oder entzündeten Venen ggfs. auf seitengleichen Arm ausweichen. Thrombophlebitis ist kontraindiziert!

Symptomzonen: Lymphbereiche des Beckens, Leber.

KRZ: Dünndarm, Dickdarm (besonders Rektum, After), Herz, Milz, Zwerchfell, Wirbelsäule.

Leistenhoden, weiche Leiste

Auch postoperativ.

Symptomzonen: Leistenkanal (besonders an den medial gelegenen Körperzonen am Fuß), Lymphbahnen des Beckens, Genitale.
KRZ: Untere Wirbelsäule, Blase, Inkretdrüsen (besonders Hypophyse).

Lymphstauungen während der Schwangerschaft

Die ersten Behandlungen weich dosieren.
Symptomzonen: Lymphbahnen des Beckens und des Schultergürtels, Inkretsystem.
KRZ: Herz, harnableitende Wege, Leber-Gallenblase, Dünndarm, Dickdarm (besonders Rektum und After), Solarplexus, Wirbelsäule. Nur bei Risikoschwangerschaften kontraindiziert.

Magenerkrankungen

Symptomzonen: Magen mit Cardia und Pylorus.
KRZ: Solarplexus, mittlere Wirbelsäule, Dünndarm (besonders Duodenum), Dickdarm, Leber-Gallenblase, Pankreas, Inkretsystem (besonders Hypophyse). Zähne, Narben. Eß- und Lebensgewohnheiten korrigieren!

Managerkrankheit

Symptomzonen: Solarplexus, Herz, Brustbein.
KRZ: Leber, Dünndarm (bes. Duodenum), Magen, Dickdarm, Inkretsystem, Kopf, Wirbelsäule, Schultergürtel.

Meniskus-Schäden

Auch postoperativ.

Zonen des Kniegelenkes, untere Wirbelsäule, Hüftgelenk und Beckenbereich, Lymphbahnen des Beckens, Zähne, Narben.
Konsensuell und im Energieaustausch am anderen Knie und seitengleichen Ellenbogen arbeiten.

Menstruationsbeschwerden

Symptomzonen: Lymphbahnen des Beckens, Genitale, Eileiter.

KRZ: Inkretsystem (besonders Hypophyse und Schilddrüse), untere Wirbelsäule, Solarplexus, Beckenbereich und Bezugszonen zum Oberschenkel.

Monatlicher Zyklus kann sich verschieben durch die Reflexzonenmassage, Frauen informieren!

Narbenbehandlung

Die entsprechenden Organzonen am Fuß behandeln. Besonders günstig bei sog. „Verwachsungen" im Bauchraum und bei Unfallfolgen im Kopfgebiet.

Nierenerkrankungen

Symptomzonen: Nieren, Harnleiter, Blase.

KRZ: Untere Wirbelsäule, Lymphbahnen des Beckens und der Leiste, Milz, Herz, Verdauungstrakt, Inkretsystem, Augen, Foci (= Störfelder: Narben oder chronisch entzündete Organe oder devitale bzw. impaktierte Zähne).

Bei *Koliken:* Sedierungsgriff.

Obstipation — spastisch oder atonisch

Symptomzonen: Dickdarm (besonders Sigmoid, Rektum, After), Leber-Gallenblase, Dünndarm (bes. Bauhin'sche Klappe).

KRZ: Lymphbahnen des Beckens, untere Wirbelsäule, Solarplexus, Magen, Bauchspeicheldrüse, Kopf, Inkretdrüsen. Eßgewohnheiten prüfen! [11, 12, 13, 15].

Ohrenerkrankungen

Symptomzonen: Ohren, lymphatischer Rachenring.

KRZ: Zahn-Kiefergebiet, obere Lymphbahnen, Solarplexus, Milz, Appendix, Magen-Darmtrakt.

Erste Hilfe bei akuter Otitis media: Sedierungsgriff.

Prostatabeschwerden

Auch postoperativ.

Symptomzonen: Genitale, Lymphbahnen des Beckens.

KRZ: Inkretsystem, harnableitende Wege, untere Wirbelsäule, Solarplexus, Leistenkanal, Rachenraum, Zähne.

Reizblase, Zystitis

Symptomzonen: Harnblase, Harnleiter, Nieren.

KRZ: Untere Wirbelsäule, Lymphbahnen des Beckens, Genitale (beim Mann besonders Prostata), Milz, Solarplexus, Rachenraum, Zähne.

Rheuma

Symptomzonen: Alle schmerzhaften Gelenke, Organe und/oder Muskeln.

KRZ: Leber, Dünndarm, Dickdarm, Lymphwege des Schulter- und Beckengürtels, Wirbelsäule, Solarplexus, Nieren und Nebennieren, Milz, Foci (Zähne, Narben). Eß- und Trinkgewohnheiten prüfen!

Schilddrüsenerkrankungen

Symptomzonen: Schilddrüse und vorderer Hals.

Bei Überfunktion: Vorsichtig einschleichen!

KRZ: Inkretsystem (bei Frauen besonders Ovarien), Schultergürtel, Halswirbelsäule, Solarplexus, Herz, Lymphbahnen, Zähne.

Schlafstörungen

Symptomzone: Solarplexus.

KRZ: Inkretsystem (bes. Nebenniere und Hypophyse), Herz, Wirbelsäule, Leber-Gallenblase, Dünndarm, Dickdarm, Schultergrütel. Evtl. Eßgewohnheiten ändern. Störfelder der Erde oder in der Umgebung der Schlafstelle abklären.

Sinusitis

Symptomzonen: Stirn- oder Kieferhöhlen, lymphatischer Rachenring (besonders Tonsillen).

KRZ: Kopf, Schultergürtel, Bronchien, Milz, Dünndarm (bes. Bauhin'sche Klappe), Leber, Dickdarm, Bauchspeicheldrüse, Harnblase, Genitale.

Tonsillitis

Auch postoperativ (Narbe!).

Symptomzonen: Tonsillen und lymphatischer Rachenring.

KRZ: Obere und untere Lymphwege, alle Kopforgane, Milz, Halswirbelsäule, Schultergürtel, Bauhin'sche Klappe bzw. Appendix, Verdauungsorgane, Leber, Dünndarm, Herz.

Ulcus cruris

Symptomzonen: Lymphbahnen des Beckens.

KRZ: Leber, Dünndarm, Dickdarm, Rektum, After, Harnwege, Inkretsystem (bes. Bauchspeicheldrüse). Ernährung!

Konsensuell und im Energieaustausch an den Extremitäten arbeiten.

Vegetative Dystonie

Symptomzonen: Solarplexus, Kopf.

KRZ: Herz, Inkretsystem (bes. Hypophyse und Genitale), Leber, Darm, Nieren, Wirbelsäule, Schultergürtel, Brustbein, Milz.

Besonders auf entspannende Atmung während der Behandlung achten und zu Beginn vorsichtig dosieren.

Zahnschmerzen

Als Erste-Hilfe-Maßnahme:

Zone der entsprechenden Zahngruppe mit Sedierungsgriff behandeln.

Reflexzonenmassage am Fuß ersetzt keinen Zahnarzt!

Bei Zahnfleischbluten Unverträglichkeit verschiedener Metalle im Mund abklären und Störfelder entfernen lassen. Ernährung prüfen!

Wichtig: Zähne haben nicht nur eine Bedeutung als Kauwerkzeug, sondern sind energetisch mit allen Organen des Menschen in Wechselbeziehung, so daß bei sehr vielen Erkrankungen auch bei der Reflexzonentherapie am Fuß das Energiefeld des Zahn-Kiefergebietes mit beurteilt werden muß.

Zwerchfellbehandlung

Bei jeder Massage einige Male mit einbeziehen. Je empfindlicher der Patient, desto häufiger zwischen den Belastungsphasen in seinem Atemrhythmus arbeiten: Bei der Einatmung den Fuß passiv mit weichem bimanuellen Griff von der Zwerchfellzone aus körperwärts bewegen, bei der Ausatmung nachgeben.

Am Ende jeder Massage sedierend in dieser Zone arbeiten (gleiche Zone wie Solarplexus) und durch Anpassung an den persönlichen Atemrhythmus die Behandlung ruhig ausklingen lassen.

Literatur

[1] Elisabeth DICKE: Meine Bindegewebsmassage. Hippokrates Verlag, Stuttgart.
[2] Dr. med. H. HELMRICH: Die Bindegewebsmassage. 3. Auflage, Karl F. Haug Verlag, Heidelberg.
[3] Prof. Dr. Dr. W. PSCHYREMBEL: Klinisches Wörterbuch. 252. Auflage, Verlag Walter de Gruyter, Berlin.
[4] Eunice D. INGHAM: Stories the feet can tell (Geschichten, die die Füße erzählen können).
[5] Eunice D. INGHAM: Stories the feet have told (Geschichten, die die Füße erzählt haben).
[4] und [5] sind in deutscher Fassung über die Buchhandlung Haug & Cie., Bergheimer Straße 102, 6900 Heidelberg, lieferbar.
[6] Sebastian KNEIPP: Meine Wasserkur. Kösel-Verlag, Kempten.
[7] Dr. med. H. MOZER: Brennpunkte der Krankheiten. 6. Auflage, Karl F. Haug Verlag, Heidelberg.
[8] Dr. med. Frederic LEBOYER: Der sanfte Weg ins Leben. Desch-Verlag, München.
[9] Dr. med. H. H. RECKEWEG: Homotoxinlehre. Aurelia-Verlag, Baden-Baden.
[10] Dr. med. R. VOLL: Die topographische Lage der Meßpunkte der Elektroakupunktur. ML-Verlag, Uelzen.
[11] Dr. med. E. RAUCH: Die Darmreinigung nach F. X. Mayr. 31. Auflage, Karl F. Haug Verlag, Heidelberg.
[12] Dr. med. E. RAUCH: Blut- und Säfte-Reinigung. 14. Auflage, Karl F. Haug Verlag, Heidelberg.
[13] Dr. med. ROSENDORFF: Neue Erkenntnisse aus der Naturheilbehandlung. Turm-Verlag, Bietigheim.
[14] T. NAMIKOSHI: Shiatsu. Verlag Müller, Rüschlikon/Schweiz.
[15] Dr. med. L. WALB: Die Haysche Trenn-Kost. 35. Auflage, Karl F. Haug Verlag, Heidelberg.
[16] Alice SCHAARSCHUCH: Atmungs- und Lösungstherapie bei Schlafstörungen. Turm-Verlag, Bietigheim.
[17] Dr. med. H. PALM: Das gesunde Haus — unser nächster Umweltschutz. Ordo-Verlag, Konstanz.
[18] Harry Bond BRESSLER, D. C., N. D.: Zone therapy. Verlag Health Research, P. O. Box 70, Mokelumne Hill, California 95 245.
[19] William H. FITZGERALD, M. D. and Edwin F. BOWERS, M. D.: Zone therapy. Verlag Health Research, P. O. Box 70, Mokelumne Hill, California 95 245.
[20] Maurice MESSÉGUÉ: Von Menschen und Pflanzen. Molden-Verlag, München.
[21] Felix RIEMKASTEN: Die Alexander-Methode. Bedeutung, Folgen und Abstellung von Haltungsschäden. 6. Auflage, Karl F. Haug Verlag, Heidelberg.
[22] Gerda ALEXANDER: Eutonie, Kösel-Verlag, München und Kempten.

Stichwortverzeichnis

A

Ablagerungen 37, 76, 77
Achillessehnen 71
Akupunktur 27, 77, 81
Allergie 56
Alter, biologisches 80
Appendix 49
Arbeitsrhythmus 32
Arndt-Schulz'sche biologische
Grundregel 51
— — Lebensregel 66
Arzneimittel 81
Atem 30
— -anregend 66
— -belastungen 57
— -pflege 81
— -rhythmus 51
Atmung 66
Atmungsorgane 50, 70, 93
Atonus 76
Augenzonen 37
Ausbildung 10
Ausbildungskurse 35, 91
Ausscheidungsorgane 68, 85
Axillargebiet 56

B

Barfußgehen 89
Bauchspeicheldrüse 49, 57
Bauhinsche Klappe 49
Beckenbereich 44
— -gürtel 44
Behandlungsablauf 90
— -dauer 80
— -intervalle 67
Belastungen, psychische 80, 109
Betonböden 69
Bezugszonen 41, 51
— des Oberarms 41
Bindegewebe 77
—, geschwächtes 69
Bindegewebsmassage 26, 81
— -zonen 26
Biorhythmus 35, 80
Blähungen 68
Blase 44

Bronchialgebiet 50
— -schleimhäute 68
Brustbeindrüsen 60
— -wirbelsäule 40
— -zone 41

C

Chiropraktik 40, 70, 81

D

Darmausscheidungen 68
— -zonen 109
Dehngriff 38
Depositionsphasen 68
Diabetes mellitus 49
Dickdarm 49
differentialdiagnostisch 77
Disposition 72
dorsal 29
Dosierung 35, 86
Dosierungsmaß 64
— -vorschriften 60
Dreidimensionalität 30
Drüsen, innersekretorische 57
Dünndarmzonen 49
Durchblutung 84
Durchblutungsreize 89
— -störungen 69

E

Ebene, emotionale 108
Eigenbehandlung 85, 86
Ellenbogengelenk 41
Energiedurchflutung 74
— -fülle 76
— -leere 76
— -mangel 76
Entbindung 57
Entgiftungsmöglichkeiten 83
Entspannung 85
Erkrankungen, allergische 56, 57
—, psychische 77
— rheumatisch-gichtische 69
Ernährung 80
Ernährungsfehler 54

Erscheinungen, neuro-vegetative 50
Erste Hilfe 34, 66
Erste-Hilfe-Möglichkeit 85

F

Farben, synthetische 80
Fieberschub 68
Focus 61
Formenkreis, rheumatischer 57
Frischoperierte 85
Fußbad 61, 82, 89
— -beschwerden 69
— -hilfen 83
— -pfleger 73
— -pilz 38, 72, 73
— — -befall 73
— -schweiß 72, 83
— -sprays 83

G

Gallenblase 41, 50, 108
Gefäßspasmus 65
Gelenke 39
Gelenkinnendruck 61
Genitalgebiet 60
— -zonen 57
Gewebebeschaffenheit 70, 71
— -schmerz 74
— -tonus 67, 70
Gichtzehen 69
Gifte 80
Gleitmittel 83
Granatsplitter 82
Griff-Folge 33
Grundgriff 32

H

Hallux valgus 40, 71
Halsentzündung 76
— -wirbelsäule 40, 71
Haltungskorrektur 81
Hämatom 50, 82
Hammerzehen 71
Hand 88, 89
— -mitte 31
— -schweiß 65
— -zonen 90
Harnleiter 48
— -säurekristalle 77

— -stau 85
Haut 67, 70
Heilfasten 81
— -reize 67, 87
— -reaktionen 67
— -verfahren 81
— -weisen, naturgemäße 81
Herz 51, 70
— -erkrankungen 71
— -tätigkeit 66
— -zone 41
Hilfsmittel, technische 86
Hoden 57
Holznägel 71
Horizontal-Vertikal-Raster 21
Hornschwielen 73
Hüftgelenke 44, 71
Hühneraugen 72, 73
Hydrotherapie 81
Hypertonus 76
Hypophyse 56, 66
Hypotonus 76

I—J

Impfungen 88
Imprägnierungsstoffe 80
Infektionen 56
Infektionsgefahr 38
Inkubationszeiten 80
Ischialgie 91

K

Kältegefühl 65
Kausalreflexzonen 91, 93
Keilbeine 71
Kieferherde 81
Kinder 87
Klimareize 80
Kniegelenk 44
Knochengerüst 70
Koliken 34
Kombinationen 81
Kombinationsmöglichkeiten 82
Kontraindikationen 84
Kopfschmerzen 93
— -zonen 37
Körperzonen 21, 22, 27, 28
Krampfadern 69, 72
Krankheiten, chronische 64
Krankheitsdispositionen 88

Krebskranke 77
Kreislauferkrankungen 71
— -versagen 65
Kreuzbein 40
Kriegsverletzungen 82
Kryptorchismus 60
Kühlwerden 86

L

Lagerung 29
Lebenskraft 60
Leber 41, 50
— - und Gallenblase 70
Lendenwirbelsäule 39
Leistenbeuge 56
Lichtbogen 66
— -kasten 61
Luftröhrengebiet 50
Lungenzonen 50
Lymphfluß 84
— -knoten 56
— -system 54
— -wege 38
— -zonen 88

M

Magen 48
— -ausgang 48
— -eingang 48
Massage, Ablauf der 34
Maßnahmen, diätetische 81
Maximalpunkte 50
Menschen, ältere 87
Milieu, inneres 73
Milzzone 56
Mimik 30
Modetorheiten 72
Mundhöhle 48
Mund- und Nasenraum 50
Mykose 72

N

Nacken 40
— - und Schultergürtel 41
Nagelmykose 71
Narben 55, 61, 68, 72, 81
— -schmerzen 82
Nasen- und Rachenraum 37
Nebennieren 57, 66
— -schilddrüse 66

Nervensystem 90
—, vegetatives 14, 90
—, zerebrospinales 14, 90
Neuraltherapie 81
Neurologie 90
Nieren 48, 57, 67

O

Ohrenzonen 37
Öle, ätherische 83
Ordnungsimpuls 33
Organe, lymphatische 51
Orthopädie 70, 90
Ovarien 57

P

Papille 56
Parodontose 82
Periost 40
Phantomschmerz 56
Phasen, stille 75, 80
plantar 29
Plexus solaris 50, 66
Probleme, seelische 109
Prolaps 50
Prophylaxe 87
Prostata 57
Psyche 41
Pylorus 48

Q

Quellzone 49
Quergewölbe 70

R

Rasterbild am Fuß 22
Reaktionen 30, 35, 60, 61, 64, 65, 66, 67, 80, 87, 93
Reaktionsfähigkeit 80
— -phasen 86
— -schübe 36, 67
Reflexzonen, abnorme 75
— des Nervensystems 40, 44, 90
Regeneration 61, 89
Reizschwelle 67
— -zonen 80, 81
Rektal-Analgebiet 50
Rhagade 72
Rippen 44
Risikoschwangerschaft 57

S

Salben 83
Säuglinge 87, 88
Sedierungsgriff 34
Senkfuß 71
Sichtbefund 49, 60, 69, 70, 71, 75, 82, 88, 93
Skoliosenbehandlung 81
Sonnengeflecht 50, 93
Spannkraft 67
Spannungsfeld, elektromagnetisches 89
Speiseröhre 48
Symphyse 56
Symphysenfugen 44
Syndrom, prämenstruelles 60

Sch

Schilddrüse 40, 57, 71
Schlaf 67
Schließmuskeln 85
Schmerz 34
— -empfindung 32, 74
— -grenze 33, 65
— -qualität 74
— -situation 85
— -schwelle 35
Schultergelenke 41
— -gürtel 61, 70
Schwangerschaft 57
Schweißabsonderung 83
— -ausbruch 61
— -bildung 65, 86
— -geruch 67
Schwingungs- und Dehngriffe 33

St

Stauungen 71
—, lymphatische 71
Steißbein 40
Stillperiode 57
Störfeld 55, 82
— -ausschaltung 81

T

Tastbefund 35, 60, 69, 75, 82, 88, 93
Tautreten 89
Therapie, physikalische 70
Thrombophlebitis 72
Tonsillarzone 57

Tonus 74
— des Gewebes 33
— -normalisierung 36
Toxine 64, 68

U

Überdosierung 86
Ulcus cruris 72
Umstimmungen, seelische 68
Umweltgifte 87
Unfälle 75, 76
Uterus 57

V

Variationen 93
Vegetativum 57, 90
Verdauungsorgane 48
Verspannungen 40
Vitalität 80
Vorbereitungszeit 75
Vorfeldschäden 76, 80
— -stadien 36

W

Wach-Schlaf-Rhythmus 80
Wärmeregulation 61
Warzen 72
Wassersäckchen 71
— -treten 89
Wirbelsäule 39, 93

Z

Zähne 37, 71, 82
Zahnarzt 91
— -bereich 93
— -herde 68, 81
— - und Kieferbereich 61, 93
Zehennägel 71
Zone Therapy 17, 18
Zonen, Rasterbild der 20
Zusammenhänge, kausale 108
—, statische 70
Zusatzbehandlung 81
Zweidimensionalität 30
Zwerchfell 50

siehe auch alphabetisches Register auf Seite 113

Weiterführende Literatur zur Reflexzonentherapie

Lehrbuch der Reflexzonentherapie am Fuß

Von Dr. med. Gunter Zenz
Ca. 210 Seiten, durchgehend farbig, geb.
<3-7760-1287-0>

Zahlreiche feinste Nervengeflechte durchziehen die Fußsohle, die dadurch mit Informationen aus dem ganzen Körper versorgt wird. Alle potentiellen Krankheitsherde und -zonen können daher über die Reflexpunkte am Fuß auf ideale Weise diagnostisch erfaßt und therapeutisch beeinflußt werden.

Reflexzonenmassage am Ohr

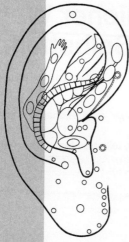

Von Dr. med. Gunter Zenz
79 Seiten, 55 Abb., kart.
<3-7760-1288-9>

Die Ohrmuschel ist von einem großzügig angelegten Netz von Nervenfasern durchzogen, über das mit Hilfe von Reflexbögen der Kontakt zu den inneren Organen hergestellt werden kann. Durch gezielte Stimulation ist so eine Beeinflussung der zugehörigen Organe im Sinne einer Regulation möglich.

 Karl F. Haug Verlag · Heidelberg

Die klassische Heilmassage

Ein Lehrbuch für Ärzte, Physiotherapeuten und Laien

Von Dr. med. Gunter Zenz
184 Seiten, 258 Abb., kart.
<3-7760-1266-8>

Das Buch ist ein Leitfaden für Ärzte, Physiotherapeuten, Krankengymnasten und Masseure. Es ist didaktisch wie graphisch klar gegliedert und sehr gut ausgestattet.

Reflexzonenarbeit an der Hand – Ein möglicher Weg zur Selbsthilfe

Eine Einführung

Von Dr. med. Richard Noetzel
Ca. 96 Seiten,
ca. 60, teilweise farb. Abb., kart.
<3-7760-1315-X>

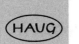

Karl F. Haug Verlag · Heidelberg